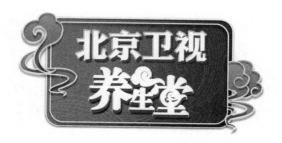

教你
健康 100 分

北京电视台《养生堂》栏目组 / 著

U0347093

江苏凤凰科学技术出版社·南京

图书在版编目（CIP）数据

养生堂教你健康 100 分 / 北京电视台《养生堂》栏目
组著 . — 南京：江苏凤凰科学技术出版社，2016.9（2021.9 重印）
ISBN 978-7-5537-7072-7

Ⅰ.①养… Ⅱ.①北… Ⅲ.①保健 – 基本知识 Ⅳ.
① R161

中国版本图书馆 CIP 数据核字（2016）第 188172 号

养生堂教你健康 100 分

著　　者	北京电视台《养生堂》栏目组	
责任编辑	樊　明　倪　敏	
责任校对	仲　敏	
责任监制	方　晨	
出版发行	江苏凤凰科学技术出版社	
出版社地址	南京市湖南路 1 号 A 楼，邮编：210009	
出版社网址	http://www.pspress.cn	
印　　刷	天津旭丰源印刷有限公司	
开　　本	718 mm × 1 000 mm　1/16	
印　　张	15	
插　　页	2	
字　　数	200 000	
版　　次	2016 年 9 月第 1 版	
印　　次	2021 年 9 月第 5 次印刷	
标 准 书 号	ISBN 978-7-5537-7072-7	
定　　价	39.50 元	

图书如有印装质量问题，可随时向我社印务部调换。

序

献给亲人的爱

北京卫视《养生堂》栏目自 2009 年 1 月 1 日开播以来，便深受广大观众的喜爱。也正是他们每天下午 17：25 分在电视机前的忠实守候，给了栏目组一路砥砺前行的信心和勇气。经过 8 年的风雨洗礼，如今我们可以骄傲地宣称：《养生堂》已经成为中国最大的健康养生普及课堂之一。它影响着、引领着、改变着亿万中国人的健康观念与生活方式，为推进"健康中国"的国家战略发挥了积极作用。

8 年来，《养生堂》始终将"献给亲人的爱"作为栏目的核心宗旨：不仅要为观众带去健康常识，更要像对待亲人一样，帮助观众树立健康的生活理念，传递积极、乐观的人生态度。也正是这种家人般的情感共鸣，让《养生堂》不同于其他养生节目，能够在理性的医学分析中，渗透进满满的爱与正能量。

2015 年 9 月 18 日，《养生堂》录制了一期"关注阿尔茨海默病"的特别节目。开场时，主持人悦悦特意将姥姥留下的戒指戴在了自己手上——她的姥姥就是因为阿尔茨海默病去世的。而本期嘉宾，来自北京中医药大学的国家级名老中医田金洲教授，也是因为母亲逝于阿尔茨海默病，而将毕生精力投入到相关领域的研究中。正是我们节目组成员以及医疗专家所一直秉持的同理心，让《养生堂》成为了一个有温度、有情怀的节目。

当然，只有温度和情怀是不够的。《养生堂》一直将权威性、科学性、普及性和公益性作为节目的四大立足点。

权威性是《养生堂》栏目的品质保障。在医疗专家的准入机制上，《养生堂》将健康类节目规定的专家标准不断提高，主讲嘉宾从三甲医院副主任医师，一路提升到科室主任和学科带头人。8年来，《养生堂》共邀请了全国权威医疗专家上千人，重磅推出的"院士系列、院长系列、中华医学会主任委员系列、国医大师和国家级名老中医系列节目"都受到了极大关注。

科学性是《养生堂》栏目的生命基础。养生类节目关乎生命健康，为此，我们坚持与权威医院合作，追踪最新的科研成果，介绍最前沿的医疗技术和手段。我们常年紧密合作的医院涵盖协和医院、北京医院、中日友好医院、阜外医院、安贞医院、北京大学第一医院、解放军总医院、北京中医医院、中国中医科学院附属医院等多家三甲医院，它们既为栏目提供了专业而稳定的专家资源，也保障了节目内容的科学性。在这个基础上，栏目组依旧坚持深入采访，多方求证，力求得出最可信的结论。我们坚信：赤诚的医者仁心，唯有严谨的科学精神可以承载。

普及性是《养生堂》栏目的制作标准。我们把"听得懂、学得会、用得上"作为节目制作的"九字宝典"。每一期选题我们都要考虑观众的普遍需求，和主讲专家反复沟通内容，在呈现方式上最大限度地融合专家讲解、病例分析、科学实证、动画演示、道具展示以及体验互动等手段，试图将深奥的医学知识"翻译"成观众一看、一听就懂的电视语言。这一制作过程复杂而艰辛，但一想到观众观看节目时豁然开朗、有所收获的表情，我们便甘之如饴。

公益性是《养生堂》栏目的天然使命。我们积极与国家卫计委、北京市卫计委合作，结合疾病防治日陆续推出了"爱眼日、爱耳日、防治高血压日、防治肥胖日、防治结核病日、护士节"等特别节目。同时，我们每期的主讲嘉宾都是"零片酬"出镜，他们把《养生堂》当成公益讲座，和我们共同维护着《养生堂》的公信力和美誉度。

付出总有回报，坚守创造奇迹。随着名气和口碑的不断提高，《养生堂》栏目的观众群体也日益壮大，仅是2015年一年就拥有7亿次的累计收看人次。《养生堂》官方微博、微信每天收到的留言也有数千条。不少观众表示：早已将看《养生堂》当做每天的"健康功课"，各种节目笔记已经记了数十本。这些热心观众的反馈对《养生堂》栏目组而言，既是莫大的鼓励，也是沉甸甸的责任。

时至今日，我们发现，仅仅将《养生堂》视频节目做好已远远不够。为方便广大观众朋友更便捷、系统、深入地学习《养生堂》节目中的养生知识，我们依据社会热点和观众焦点为，将2000多期的《养生堂》节目去粗取精，重新优化，并组织权威专家整理编写成书。

这套《养生堂》书系涵盖视频节目里的所有优质内容，包括：节气养生、"三高"、慢性病、心理疾病，以及营养、保健、运动等相关知识，我们渴望将最权威的养生知识以最通俗易懂的方式带到读者身边。因为《养生堂》传递的不止是健康知识，更是人文关怀。希望我们可以通过《养生堂》节目和这套书，陪你一起穿越人生风雨，在健康的道路上安稳地走下去。

北京电视台《养生堂》栏目组

2016 年 8 月

目录

第一章 心脑血管病之重，专家不说你不懂

第二章 三高来袭，这样应对最有效

第三章 **胃肠不适，警惕胃肠闹情绪**

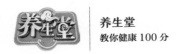
第四章 肺为娇脏，宠爱肺部要有方

第五章　养肾就是养命，你的"命"还好吗

小心！这些细节正在"吞噬"你的肝脏

第六章

第七章 打造强健骨本，没你想的那么复杂

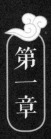

第一章

心脑血管病之重，
专家不说你不懂

心脑血管疾病是心血管和脑血管疾病的统称。对于心脑血管疾病，无论是从经济角度、家庭角度，还是从健康角度来讲，唯有预防才是高明之举。当然，一旦患有心脑血管疾病，也要高度重视、积极治疗，尽量将高危因素降到最少。

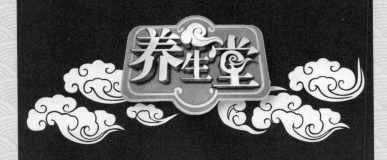

不可不知的
心脑血管病常识

何青 | 北京医院大内科主任，北京大学医学部教授，协和医科大学教授、博士生导师。

心脑血管疾病是全身性血管病变或系统性血管病变在心脏和脑部的表现，根源就在血管。心脑血管疾病是一种严重威胁人类，特别是 50 岁以上中老年人健康的常见病，具有高患病率、高致残率和高死亡率的特点，即使应用目前最先进、最完善的治疗手段，仍有 50% 以上的脑血管疾病患者生活不能完全自理。全世界每年死于心脑血管疾病的人数高达 1500 万，居各种死因首位。

健康候诊室

悦悦：今天呢，首先要问大家一道特别难的题。就问你了，来，请起立，请问你今年多大？

观众：我今年 26 岁。

悦悦：好，下一个问题是，请问你知道你的血管今年几岁了吗？

观众：应该跟我一样大。

悦悦：应该也是 26 岁是吗？是不是这样呢？今天呢，首先给大家做一组在网上特别流行的测试题，叫血管年龄自测。大家可以试试看。

A：0 ～ 4 项，你的血管年龄是正常的。

B：5 ～ 7 项，血管年龄比生理年龄大 10 岁。

C：8 ～ 12 项，血管年龄比生理年龄大 20 岁。

悦悦：当然，这只是网上的一组测试，测试的是我们的血管年龄，那我们的生理年龄跟我们的血管年龄之间有什么样的关系呢？如果我的血管年龄很大了，对我们的健康会有什么样的影响呢？

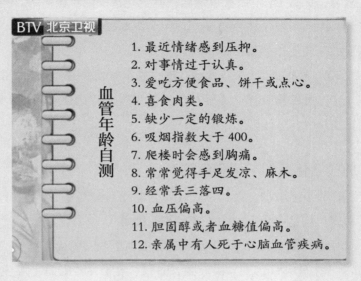

BTV 北京卫视

血管年龄自测

1.最近情绪感到压抑。
2.对事情过于认真。
3.爱吃方便食品、饼干或点心。
4.喜食肉类。
5.缺少一定的锻炼。
6.吸烟指数大于400。
7.爬楼时会感到胸痛。
8.常常觉得手足发凉、麻木。
9.经常丢三落四。
10.血压偏高。
11.胆固醇或者血糖值偏高。
12.亲属中有人死于心脑血管疾病。

血管检查这样做

血管分大血管、中血管、小血管，可以从以下几个方面来检查我们的血管情况。

1.颈动脉检查内膜是否增厚。颈动脉比较表浅，是我们经常可以检查到的，这里可以检查血管的弹性、血管壁的厚度等情况。如果患者的血管出现了情况，那么在颈动脉检查中我们可以看到，因为血管的变化是全身性的。所以，这是一种常用的检查。

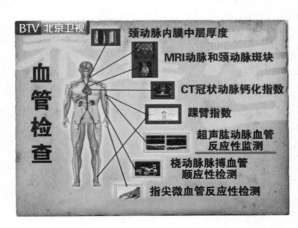

BTV 北京卫视

血管检查

颈动脉内膜中层厚度
MRI动脉和颈动脉斑块
CT冠状动脉钙化指数
踝臂指数
超声肱动脉血管反应性监测
桡动脉脉搏血管顺应性检测
指尖微血管反应性检测

2.磁共振检查动脉和颈动脉斑块。磁共振可以

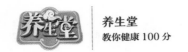

非常清楚地看到血管情况，从内膜、外膜到中膜，都可以看到。

3.CT可以测算心脏血管的动脉钙化指数。有的人动脉有钙化，有的人没有，那么CT可以根据冠状动脉钙化情况测算出来一个指数。

4.踝臂指数（踝是指脚踝），为踝与臂收缩压的比值，是评价外周动脉疾病简便而重要的指标。

5.肱动脉的超声血管检测，这也是检查血管弹性和功能的。

这些可以检查你的血管功能，可以观察你的血管形态，看血管有没有斑块。

血管老化真的不可避免吗

随着年纪增加，血管的老化肯定是不可避免的，我们可以说血管出现了钙化，这是一个生理的改变，并不可怕。

钙化实际上是指在代谢的过程中血管壁变硬，有一些钙盐的沉积。血管一般来说有三层，即外膜、中膜、内膜，钙化如果发生在外膜的话，应该来说不影响血管腔，也就是说不影响我们供血，管腔里血流是通畅的。

这种血管外壁的钙化可以发生在不同的动脉，如果大的动脉发生钙化，我们还是要特别当心的，有的时候可能导致血管的膨出、形成动脉瘤等，无法进行剧烈运动。但一般来讲，发生在中血管、小血管的话，这种血管外壁的钙化影响不会太大。

血管病变危害大

我们所说的血管病变，是指由于各种各样的原因，血管的内膜发生了改变，造成了血管内膜的损伤，然后出现内膜下的病变，最后导致内膜上出现斑块，斑块引起血管狭窄，从而引起了一系列问题。

比如说血管狭窄发生在脑，可能导致卒中；血管狭窄发生在心脏，可能引起心肌梗死；血管狭窄发生在肾脏，就可能出现肾功能不全，或者是肾性高血压等。

血管为什么会堵上呢

正常的血管包括外膜、中膜、内膜。血流通过的时候，血流里面的血脂成分非常多，主要有四种成分，即总胆固醇、甘油三酯、高密度脂蛋白胆固醇和低密度脂蛋白胆固醇。在这四种成分中，好的胆固醇是指高密度脂蛋白胆固醇，它对我们是有利的；低密度脂蛋白胆固醇增高，使得血脂在血管中堆积，可以形成斑块，使血管狭窄，然后这个斑块可能破裂，破裂会引发人体的血栓，血栓形成就一下把血管给堵住了。

低密度脂蛋白胆固醇的标准

低密度脂蛋白胆固醇的标准，一般来说是小于 3.37 毫摩尔／升，或者我们说单位是毫克／分升，这个标准就应该是 130 毫克／分升，如果该数值大于 140 毫克／分升（3.64 毫摩尔／升）就属于异常了。低密度脂蛋白胆固醇在我们身体里面是个非常重要的指标。

糖尿病、高血压以及曾经患有脑中风的患者对此要求就更高了，应该小于 2.6 毫摩尔／升，就不是 3.37 毫摩尔／升了。2.6 毫摩尔／升，我们换算成另外一个单位就是 100 毫克／分升，这就是说这类患者的低密度脂蛋白胆固醇值要小于 100 毫克／分升。如果发生了急性心肌梗死，或者有不稳定心绞痛了，那么标准还要更高，应该小于 2.0 毫摩尔／升，2.0 毫摩尔／升相当于是 80 毫克／分升。

BTV 北京卫视

低密度脂蛋白胆固醇标准

小于3.37(毫摩尔/升) 正常

大于3.64(毫摩尔/升) 异常

可以多合成一点好的胆固醇吗

我们人体合成低密度脂蛋白胆固醇也好，合成高密度脂蛋白胆固醇也好，可能跟我们个人的遗传基因有关系，跟我们的身体功能也有关系。到目前为止，对升高高密度脂蛋白胆固醇的方法还不明确，比如说靠药物，我们是不是能升高它，实际上现在大家都在探索，目前还没有一个特别明确的有效药物。但是我们一般建议患者多运动，运动的话对降低低密度脂

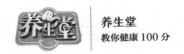
蛋白胆固醇和升高高密度脂蛋白胆固醇都是有好处的，所以从这方面来讲，运动是一个非常健康的方法。

当然患者要根据自己身体的情况，比如说年纪大的人散步可能是最好，也是最方便的。年轻的人可能做些有氧运动，比较剧烈的，比如说跑步、游泳、打球这些都是好的。运动的话还要能够到一定量，不是说我今天走两步就行了，应该有一个每天的量，我们希望是半小时以上。一个星期的话，我们建议是五次以上。这样的话，对解决血脂异常会有帮助。

养生自修堂

常服降血脂药，呵护血管健康

降血脂药使用现在已经非常普及了，他汀类的降脂药对降胆固醇，特别是对降低低密度脂蛋白胆固醇有效。现在已经有很多研究发现，他汀类的降脂药的好处是不让斑块继续生长，科学家们依然在努力求证它是不是可以逆转斑块。目前看来，他汀类药在使用的过程中，利大于弊。

警惕血管发出的求救信号

刘昌伟 ┃ 北京协和医院血管外科主任，教授、博士生导师。

　　动脉粥样硬化的斑块在血管里长到一定大小、一定程度，就会造成血管的不通畅，这个血管所支配的区域、器官就会缺血。

　　如果心脏突然缺血，可引发心绞痛、心肌梗死，这很可怕；如果大脑缺血，可引起中风等，此时生命都会受到威胁。所以说，血管内的斑块是一个不定时的炸弹，随之出现的一些症状是血管向我们发出的求救信号。

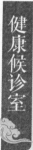

健康候诊室

　　悦悦：首先呢，请大家把焦点从我的脸上转移到我的手上。这里有一个小瓶子，里面装了一样东西，大家看得清吗？比较小，这个远远看上去像一颗拔掉的智齿，对吧，有点像。大家猜猜这是什么？提示一，它可能出现在我们每一个人的身体里。提示二，它的存在是血管发出的"求救信号"。

　　观众：血栓。

　　悦悦：这是血栓？

　　观众：对。

　　悦悦：我们来听提示三，它会越长越大，导致我们偏瘫，甚至失去生命。

　　那么，这个小瓶子里的这个神秘的物质，它到底是什么呢？如果它长得太大就会让我们偏瘫甚至失去生命，我们必须知道它、认识它，避免它出现在我们的身体当中。

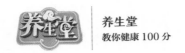

斑块——血管里的不定时炸弹

刚才瓶子里装的其实是斑块。斑块在血管里边长啊长啊，长到一定大小，长到一定程度，就会造成血管的不通畅。医学上可以叫做血管的狭窄。血管窄了，血流过不去了，如果窄得更加严重的话，就会造成血管的堵塞了。堵了之后血液过不去了，相应的，这个血管所支配的区域、器官就会缺血。

缺血的后果就是坏死。如果心脏突然缺血，我们大家都知道会诱发心肌梗死，很可怕，可能生命都会受到威胁；如果我们的肢体出现缺血，那么同样会没有血液供应，它就会缺血坏死。

那么，如果斑块堵到了大脑里边呢，医学名词叫做脑卒中。脑梗死的发生也是由于这个罪魁祸首——血管内的斑块，这是一个血管里的不定时炸弹。

直的血管就没有动脉硬化吗

动脉硬化是一种全身性的疾病，它不管是你的血管是直的还是弯的。随着年龄的增大，随着你体内血脂的增高、血糖的增高、血压的增高，以及吸烟、肥胖等诱发因素的存在，全身血管都会出现硬化的斑块。只不过发生的部位不同，严重的先后、程度不同而已。

人体的血管遍布全身，静脉是负责回流的，动脉是供应器官血液的，不同部位的血管都可能会有动脉硬化。

养生自修堂

血管堵到什么程度就必须做手术

斑块是一点点长起来的，长在血管壁上，也是和血管壁粘连到一起，它不容易脱落，不容易掉。过早地抠它，人为造成了过大的损伤，没有必要。毕竟做手术是有危险的，我们没必要给身体带来过多的伤害。

但是如果斑块增大了怎么办？大到一定程度它会堵塞血管，几乎把血管腔堵住了，快要堵住的时候一定要做手术。什么程度要做手术？我们不能等它把血管堵死。当你做 B 超的时候，如果超声科医生告诉你，你有斑块，多大多大，你紧接着一定要问第二句话，他不说你都要问：我这个血管有没有狭窄，狭窄程度是多少，也就是堵的程度是多少。

别问斑块的大小，如果斑块很长，那它是贴在血管壁上很长，有 10 毫米、20 毫米，没关系。重要的是它凸向血管腔有多大，血液还能流通多少，也就是说它造成的血管腔的狭窄程度有多少。

如果这个超声科医生告诉你，你有斑块，已经有 50% 的狭窄，这个时候"危险信号"逐渐形成。假如这个时候我们还出现一些症状，比如突然一瞬间的脑缺血、突然一瞬间的眼睛看东西不清楚、突然肢体无力等，就要考虑治疗。

如果这个狭窄程度继续增大，占据了血管腔 70% ~ 80%，甚至更多，必须做手术。即使没有症状，70% 以上也要十分警惕。

冠心病的
预防与治疗

杨跃进 | 中国医学科学院阜外心血管病医院副院长。

2005 年 8 月 18 日，著名小品演员高秀敏在长春家中突发心肌梗死告别人世，享年 46 岁。2006 年 12 月 20 日，著名相声表演艺术家马季在家中突发心肌梗死，随即送去北京安贞医院，抢救无效去世，享年 72 岁。2007 年 6 月 23 日，著名相声演员侯耀文在家中突发心肌梗死，抢救无效去世，享年 59 岁。这三位一流的笑星，长期活跃在舞台上，深得观众的喜爱，他们的相继辞世在演艺界引起极大的震动。这——都是冠心病惹的祸！

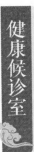

健康候诊室

悦悦：刚才我们说了一种现象，它也是一种疾病，说每 1 分钟就有一个人因为它失去生命，而且它夺去生命的过程只有短短几个小时。那么，这个疾病到底是什么？

杨跃进：刚才主持人说的这个疾病叫做猝死。

悦悦：猝死。

杨跃进：猝死叫心源性猝死，我们国家根据现有的准确的资料研究，大概一年猝死 50 万人。

悦悦：每一年都有 50 万人。

杨跃进：对，我算了一下，大概 1 分钟 1 个，在全国。猝死就是人好好的，突然间就不行了，我们身边都有这种事情发生。

悦悦：我觉得大家听到这个数字就会觉得很恐怖，每 1 分钟都有 1 个人因为这样的疾病而失去生命。一些我们深爱的艺术家，也是因为猝死离开了我们，像我们非常熟悉而喜爱的马季老师等，这些名人也是在几个小时之内就离开了我们。那么，这个猝死的成因到底是什么呢？

冠心病的成因

我们来打一个比方，家家户户都有车，心脏就是车的发动机。发动机一熄火，车就走不了了，而心脏一不行，那么人就不行了。

车上有发动机，发动机有油管子，而心脏是我们人的发动机，它也有供油的管子，我们叫做血管，又叫冠状动脉。所以，由于心脏里面的油管子出了问题，引起发动机熄火，就是心脏病突发，就是冠心病。如果这个血管里面缺血或者这个油管子里面没有充满油，那么它的速度上不去，就叫心绞痛；如果管子突然一下子堵塞了，导致发动机熄火，那就是心脏病突发，就容易引起猝死。

胸口疼就是心脏病吗

胸口疼，一般从医学的角度，或者从我们大众的角度来说，都认为是心脏病。当然，心脏病胸口疼有它的特点，我把它总结成三个字——一过性。

通常是运动诱发，一停下来就好的，叫一过性。这个提示什么呢？它提示血管堵得很厉害了，就剩一条缝，就是很严重的狭窄了。血流平时够用，一旦运动需要血流加快的时候，它就不够用了。

你可别小看它，一过性的胸闷不舒服可以是疼，可以是嗓子发辣，可以是胃部疼，也可以是牙疼。只要是一过性的，基本可以确定是心脏病，这个例外的可能性只有百分之一二。

如果这种典型的心绞痛发作、心肌缺血的发作，是第一次发生，之前从来没有过，或者说最近太累了才发生的，那说明很快就要发生心肌梗死了。一过性的胸口疼是心肌梗死的先兆。

大家在家里做一些家务劳动的时候，如果做着做着觉得心脏特别不舒服，一旦停下来就立刻缓解，这可能就是冠心病的一种典型表征，一定要引起足够的重视。

因此，一过性牙疼、嗓子疼、胸口疼、胃疼等症状，都可能是心绞痛的表现。

心绞痛与心肌梗死的差别

典型的心绞痛，有的时候不疼，就是闷闷的、辣辣的，在心脏胸前区、嗓子、肩部、背部都有，甚至牙疼，一过性的就是典型的心绞痛。

如果舌下含硝酸甘油效果不明显，伴有出汗，超过30分钟，特别难受、脸色煞白、大汗一身，可能是心肌梗死，就要赶快到医院去。心绞痛跟心肌梗死之间，有什么差别——时间的差别，一个是一过性，一个是持续性。持续时间超过30分钟就算心肌梗死了。

养生自修堂

2分钟跳绳运动——冠心病自测方法

正常状态下，跳绳跳满2分钟，同时要根据自身的身体状况来调整你的速度，不能勉强。大家在家也可以试试。

这个运动相当于医学上的运动实验，运动实验是用跑步机，把心电图绑在身上，让你跑，跑8~10分钟，速度由慢到快，看你心脏有没有缺血。

如果跳完绳之后，嗓子发辣、发憋，就是心脏不太好的一个表示。运动之后感到胸口憋闷，一定要去心内科做检查，以确定是否患有冠心病。

冠心病典型症状

冠心病典型症状为心脏区域出现灼热感、紧缩感、憋闷感或压迫感。

凡是心脏病都有这四种感觉的其中一种，问题在于它的持续时间。如果一会儿就过去的，叫做一过性，这种感觉就是心脏病。如果醒来就有，睡着了就没了，那都不算。或者说如果有这种感觉，伴随着面色苍白、出大汗的，考虑是不是心肌梗死了。所以，这种感觉是有心脏病的典型表现。

心电图能检测出冠心病吗

这个问题很复杂。为什么呢？它有能够的一面，也就是说当你犯心脏病，胸部感觉火辣辣的时候，特别难受出大汗的时候，做心电图，一看 ST 段改变了，就是心肌梗死了，这是它能够的一面。如果说犯心脏病一会儿就过去了，你再去做心电图，就看不着了。

所以说既能又不能。当正犯病的时候去做个心电图的话，是能逮着的；如果你犯病已经过去了，再去做心电图就有可能做不出来了，所以是不能的。

冠心病确诊六项检查

1. 做一个平板运动实验。就是在跑步机上跑一跑，看看有没有缺血，有没有其他感觉和症状表现。

2. 做个 CT，看血管堵了没有。

3. 做个心电图。

4. 如果上面没有问题的话，要做一个动态心电图，看有没有心律失常。

5. 做个彩超，看心脏大小、功能好不好。

6. 抽血化验一下，包括血常规和生化全套。

检查项目价格越贵越好吗

这个有两方面的情况。如果一个老年患者又抽烟又喝酒，肉吃了不少还肥胖，再加患有高血压、高脂血症。在这种情况下，你高度怀疑冠心病的时候，直接做个冠脉 CT，很值。有没有问题一看就知道。如果有问题，赶快做造影，安装支架。这样效率就非常高，而且一下子消除了心肌梗死

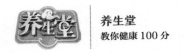

的隐患。

如果一个患者没什么诱发因素，岁数也不大，是个女同志，整天怀疑自己有心脏病，到处就医，看各个医院都说问题不大，都说不清楚原因。那建议做冠脉CT，当作试金石，有就有，没有就回去吃药预防，值。要不然你天天担心，一年也要查几百块，最后还说不清楚。查个几年还是说不清楚，还不如一下子直接确诊。

温馨提示

过敏体质者不适宜做冠脉CT

做冠脉CT需要打碘造影剂，它里面是含碘的，所以对碘过敏的人要小心，小心发生过敏性休克。凡是有过敏体质的，吃药过敏的，吃鱼虾过敏的，对冠脉CT检查要小心。你要告诉医生说我有过敏性体质，那就不要去做了。

冠心病治疗三大招

冠心病基本治疗有三个方面：一是服药治疗，二是安装支架，三是做搭桥。

任何一个情况下都是要服药的，这是最基本的。如果严重狭窄，超过70%，特别是有症状的，就应该去安装支架。如果安装不了支架，或者安装支架危险性太大，或者是因为其他原因花钱太多，要安装五六个支架，那最好去做搭桥。

安装支架后，生活起居要如何注意

安装完支架以后，严格来说血管已经通了，从理论上来说，任何限制都没有。

当然，能否做剧烈活动，取决于具体患什么病。如果发生心肌梗死，安装支架治疗后心脏功能好的话，你可以不限制活动，照样游泳、打球、跑步。

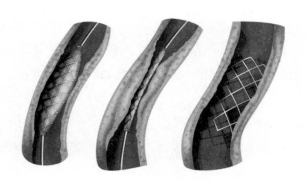

当然也有例外情况。比如，有的患者心肌梗死时在家耽误了，安装完支架以后心脏功能已经不好，就是发动机坏得太厉害了，还需要保养的时候，那就不能去做剧烈运动了。再运动就增加了发动机的负担，会加速心脏扩大，加重心衰。

导致冠心病的三大高危因素

高血压。即使是年轻的时候血压情况很好，到 50 岁以后也可能会有高血压。原因很多，而且这个跟生活习惯好坏，似乎关系不是很大，有的人生活习惯很好，到最后也一样得高血压。原因可能跟精神因素有关系，跟神经调节有关系。

高血糖。显然跟两个因素有关系，一是跟生活条件好，或者说跟不良生活习惯有关系。就是吃的太好了，经常吃冰激凌等甜食，饭量很大，喜欢吃肉，很容易肥胖等。二是应激，就是压力太大。因为压力大，对体内就会产生影响，使血糖增高的那些激素分泌增加，血糖主要靠胰岛素和抗胰岛素这两个激素来调节，如果胰岛素分泌正常，使血糖增高的抗胰岛素也分泌正常的话，它们之间的平衡就是正常状态；如果你很紧张，压力很大的话，那么胰岛素可能正常分泌，但是抗胰岛素会分泌很多很多，这样就一下子把胰岛素压掉了，血糖就起来了。久而久之，就会患糖尿病，继而就变成了冠心病。

高血脂。这显然是吃出来的疾病。新中国成立初期，在上海的市民中调查表明，人们的血脂很低很低，当时外国人看了都觉得不可思议。可是

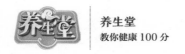
现在全国人民去查血脂，很多人都很高，为什么呢？吃得太好了，肉太多了、饭太多了，运动量太少了。现在小孩都是吃肉、蛋、奶长大的，也很少运动，天天坐在电脑旁上网、玩游戏，所以高血脂自然就来了。

减少冠心病的多重危险因素

最好减少冠心病的多重危险因素，比如说你抽烟，就是戒不了，但是你又有高血压，那么你就少喝点酒，就少吃点肉，多减点体重，天天运动去，把多重危险因素变为单一危险因素，就会减少他的风险。比如说你就喜欢吃肉，那你别抽那么多烟了，别喝那么多酒了，有高血压赶快服药，有高血脂赶快服药，多运动。

总体来说，一定要避免多重危险因素，因为多重危险因素会使患冠心病的风险叠加。

高血压是心脑血管疾病的"罪魁祸首"

"三高"都跟冠心病有关系，从直接原因来说，是高血脂，因为高血脂是直接沉淀在血管里边的。但高血压实际上对血管的危害是最大的。

如果举一个极端的例子，咱们假设，一个人30岁开始有高血压，也不服药，因为年轻人的耐受力很好，他没有感觉。你要给他服药，他说我服药以后，把血压降下来后，我脑袋更疼，我现在血压挺好，没什么不适感觉。所以我就不服药了。

不服药的结果很简单，他40岁时脑出血；50岁心肌梗死，还有大动脉撕裂，大动脉夹层一下就破了；60岁时脑栓塞、偏瘫；70岁心肌梗死、脑梗死、肾衰；80岁老年痴呆……一个都跑不了。如果高血压不控制的话，最后就是所有心血管病他都会得。

所以，高血压一定要治、要服药。把血压控制好了以后，心脑血管病的发病率会大大降低。

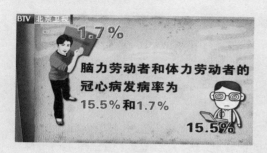

温馨提示

大家看看这个数据，脑力劳动者和体力劳动者的冠心病发病率分别为 15.5% 和 1.7%，就是说动脑子多的人，累心的、劳神的人更容易得冠心病。

不能逞强，心态很重要

自己不知道自己有心脏病，很容易猝死；如果自己认为自己有心脏病的，他反而不会猝死，哪怕医生说他没心脏病，他自己觉得有，只是医生没看出来，那样也不容易猝死。相反，如果医生明明说他有心脏病，他自己还觉得没病，好着呢，仍然天天抽烟、喝酒、吃肉，什么都来，但是不知道哪一天一下就不行了。

所以说心态很重要，不能逞强，稍微有点疑心病，反倒还是一种自我保护方法。

冠心病高危人群

1.家里曾经有冠心病的患者。比如说兄弟几个都有冠心病，都安装支架了，也有个别去世了，那要小心，这说明有遗传倾向。

BTV 北京卫视

容易得冠心病的人群
※ **家里曾经有冠心病患者**
※ **过于肥胖者**
※ **吸烟者**
※ **心血管慢性病患者**

2.过于肥胖者。肥胖怎么来的？通常就是吃多了、运动少了、生活条件好等因素。

3.吸烟者。吸烟是公认的诱发冠心病因素，咱们国家有 4 亿烟民，所以说这很厉害。更可怕的是，如果吸烟跟高血压、高血脂、糖尿病合在一

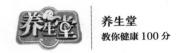
块儿，那就更危险了。

4.心血管慢性病患者。是指已经有了冠心病,比如说发生过心肌梗死的,已经安装了支架的人，这些都是高危人群，随时可能突发意外。

养生自修堂

与冠心病共同相伴到百岁

冠心病，就是给心脏供血的冠状动脉堵了，就像水管里有水锈一样，形成了"水垢"，血管里面则叫"血垢"，它会随着年龄增长越来越多。说实话，上了一定岁数，所有的血管就像一个用了很多年的水管子，管腔内总会有薄薄的一层"血垢"。但只要这个"血垢"没有完全堵塞血管腔，没有把血管堵死，或者血管没有突然破裂，一般来说，这可以不影响冠心病患者的寿命。

最可怕、最致命的是心脏病突发，突然一下子不行了。所以，我们平时只要防止冠心病突发，那么冠心病对生命的危害就可以降到最低。

不得不说的动脉粥样硬化

吕树铮 ｜ 首都医科大学附属北京安贞医院心内科主任。

　　动脉粥样硬化就是动脉壁上沉积了一层像小米粥样的脂类，使动脉弹性减低、管腔变窄的病变。高血压是促进动脉粥样硬化发生、发展的重要因素，而动脉因粥样硬化所致的狭窄又可引起继发性高血压。

健康候诊室

　　栗坤：今天，给各位带了一点小礼物，带了一点糖，大家尝一尝，看这糖怎么样，好吃不好吃。

　　好，吃完了糖，我再问问各位，这糖肯定是甜的，但如果这个糖变成了某样东西，长到了我们的身上，各位觉得可能会是什么，谁来给我这个答案？

　　观众甲：是不是容易得糖尿病？

　　观众乙：我觉得是容易增加血液黏稠度。

　　观众丙：我觉得是动脉粥样硬化。

　　观众丁：我觉得会长脂肪。

　　……

　　吕树铮：大家可能都不知道动脉粥样硬化长得什么样子。其实这个糖是一个道具，不是因为这个糖变成动脉粥样硬化，而是这个糖的外观好像是动脉粥样硬化的样子。

动脉粥样硬化是怎样形成的

我们正常人刚生下来时，血管是光滑的。随着年龄的增长，会出现一些问题，比如说感冒、发热，还有牙龈炎等，这些问题对血管内皮会有一些损伤。随着人的年龄增长，摄入的东西越来越多，脂肪颗粒在血管壁里逐渐沉积，血管腔就逐渐变窄了。

此时如果血脂太高，血管壁里面的粥样硬化也就慢慢形成了。

血栓是怎么回事

咱们平时手都被划破过，划破以后就要出血，出血以后很快就形成了一个很黏稠的血痂。这是什么呢？这是身体启动了一个凝血机制。你这破了以后，要是不管它、老出血，人就会有生命危险。如果形成一个血痂，把那伤口堵上了，它就不再出血，这是一种人体的保护机制——专门形成血栓，堵住伤口。

在人体的表面，形成一个血栓，堵住伤口是可以。如果血管腔本来就窄、没多少空间了，再形成一个血栓，一两分钟就把血管堵死了。那这个血管所供应的器官就没血了。所以体表出血，封上它是保护，血管里面要是出血，形成血痂、血栓，那远端脏器就没血了，就容易出现问题。

动脉粥样硬化对心脏的危害

心脏是一个发动机，它把血打出去，可是心脏自己也得有燃料供给，营养心脏的血管叫做冠状动脉。冠心病最大的问题有两个：一个是突然引起猝死，另外一个是引起心绞痛或者是晚期的心衰。为什么会猝死呢？如果血管壁里面动脉粥样硬化斑块越来越大，突然破溃了，形成血栓，供应远端的血流就突然中断。心肌细胞缺血40分钟，就不可逆地死亡了。那心肌细胞一死亡，有可能是破裂，也有可能是突然的心律失常，那就是猝死了。还有一部分患者，长期对心绞痛不在乎。心绞痛发作的时候，比如走快了胸口疼，慢慢走就不疼了。这样使心脏长期处于一种缺血状态，但它还得做功。心脏缺血以后，这个心肌就变性了，心脏就越来越大，以后收缩也没劲了，长此以往就变成心衰了。所谓心衰是什么？就是说一上楼就喘，甚至有时候坐着都喘，再一看腿也肿了，那就到心衰晚期了，就麻烦了。

养生自修堂

动脉粥样硬化对血管的危害

只要是有血管供应的地方，就可能出现动脉粥样硬化。它所支配的器官都会由于缺血，造成这样那样的损害。大家都知道，人体血液从心脏出来以后，要供应到四肢和各个脏器，肯定要不断地有分支。跟咱们高速公路一样得有一个一个的出口，血流一到分叉的地方，局部冲击得很厉害，就容易把血管壁给冲坏了。所以说动脉粥样硬化在血管分叉的地方，最容易先把血管内膜冲坏，然后脂肪就沉积下去。

防梗，从心开始

刘文娴 ┃ 首都医科大学附属北京安贞医院心内科重症监护室主任。

心肌梗死多发生在冠状动脉粥样硬化狭窄基础上，由于某些诱因致使冠状动脉粥样斑块破裂，血中的血小板在破裂的斑块表面聚集，形成血块（血栓），突然阻塞冠状动脉管腔，导致心肌缺血坏死。另外，心肌耗氧量剧烈增加或冠状动脉痉挛，也可诱发急性心肌梗死。

健康候诊室

刘婧：阿姨我问你一个问题，冠心病和心肌梗死之间是什么关系呢？

观众：心肌梗死就是血管一堵了，就容易心肌梗死。

刘婧：什么样的冠心病可能会诱发心肌梗死？

观众：有时候是心绞痛，有的是其他症状，有好几种的。

刘婧：好几种？

观众：对。

刘婧：不是特别的明白？

观众：对，不是特别的明白。

刘婧：好，谢谢阿姨。没关系，你不明白，正好我们可以跟大家好好分析一下，到底冠心病和心肌梗死之间有什么样的关系，我们有什么样好的方法，可以帮助大家预防心肌梗死的发生。

冠心病和心肌梗死有什么关系

冠心病是一个"大帽子"，底下有很多种疾病，比如说急性心肌梗死，还有心绞痛，还有一些猝死，实际上都是冠心病的表现形式。也就是说，急性心肌梗死是冠心病的一种，也是最严重的一种。

心肌梗死高危人群

哪些人是心肌梗死的高危人群呢？主要有这几类人群：一是糖尿病患者。糖尿病实际上是一种危害特别大的病，这类患者经常合并有冠心病。二是高血压患者。三是高脂血症患者。此外，还有经常吸烟的人，也要特别注意。

所以，如果你平常体检时就发现自己血压高，血脂也高，或者有糖尿病，那就提示你已属于心肌梗死高危人群了。

心绞痛的高发时间

我们来想一下，心绞痛最有可能发生的场合，会是在什么环境下呢？

答案是心绞痛在运动中最容易发生。心绞痛的时候，心脏的血管可能有一个狭窄处，动脉硬化斑块把血管变得窄了，比如说我们的血管是通畅的，它长了斑块，里面就变窄了，血流就过不去了。如果是在不运动的时候，它可能勉强还够用；但如果运动了，人体对于氧的需求就增加了，这个时候它的供给又不能增加，患者就有心绞痛的表现了。所以，运动当中心绞痛的发作是最常见的。

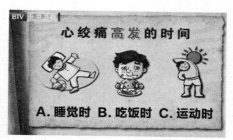

心绞痛患者还能坚持运动吗

心脏不好的人也是需要运动的。其实我们在冠心病的预防当中，特别主张运动，因为运动可以消耗多余的热量、多余的脂肪，让血管更通畅，因为动脉硬化的斑块，就是脂肪在血管壁上沉积而长成的，所以运动能够消耗这些斑块，对身体是有利的。

一旦诊断为心绞痛，也就是说一活动就有心绞痛症状了，这种情况下患者其实也是需要运动的，但这种运动，要以不出现心绞痛的症状为限度。比如说在某一种情况下，达到多大的活动量就有症状了，要记住这个活动量，以后就在这个活动量之内去活动，这样出现问题的几率就小多了。

心肌梗死急救"黄金五分钟"

如果人的大脑中氧的供给停止了五分钟，那大脑遭受的损伤是不可逆的，是挽救不了的，所以心肺复苏要特别及时，我们把这叫做"黄金五分钟"。

对于非专业人士来说，有效的心肺复苏越简单越好。当我们在路上或者在家中，身边有人突然发生了意识丧失，和平时的状态不一样了，比如说突然晕倒，或者是突然的神智改变，我们要做的第一步，是进行一下判断。这个判断过程要求越简单越好，越快速越好。我们可以用双手拍其肩，在他耳边叫他的名字，如果这个人仍然没有回应，同时你发现他的呼吸也已经很微弱，甚至是停止的时候，我们就要在最短的时间内，开始进行心肺复苏。

第二步是心肺复苏的过程，我们要记住几个数字和几个手法。

首先是选择复苏的部位，要选择两乳头连线的中点位置，这个就是我们施加手法的位置。其次，为了让我们做心肺复苏用到最大的力量，来促使心脏能够泵出血液，以维持全身有效的血液供给，需要用手掌的掌根部。因为这个部位的受力点比较大，同时力量也比较强。我们在用掌根部触到两乳头连线的中点时，为了防止在摁压的过程中导致患者骨折，需要把手指掰上去，不要用手指触及胸壁，然后进行一个有效的按压。一般要跪在地上，目的是让我们的身体、我们的手臂都是一个垂直的状态，这样能够达到

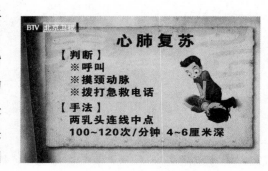

最大的力量。

这个部位和手法都选择好了之后，我们就要记住两个数字。摁压过程中，我们摁压的频率要在 100 ～ 120 次 / 分钟以上。我们摁压的深度，如果在能够保证这个垂直状态和掌根部着力的情况下，要达到 4 ～ 6 厘米以上。

在进行心肺复苏的时候，脑中要记一下数据，即先要进行 30 次的心外按压。进行完 30 次之后，我们要进行一个比较重要的步骤，就是呼吸道的管理。一般是让患者头侧着，把其口腔的分泌物都给排除掉。其实对于非专业人士，现在已经弱化了人工呼吸这个环节。如果是专业的医生，30 次心外按压后，我们要进行两次通气。如果说我们普通人在大街上碰到这种情况的话，只要做持续的心外按压就可以。清理完呼吸道之后继续按压，同样以这个速度和频率，在进行 5 次循环之后，我们要判断一下患者的意识状态。

实际上在这之前，还有一个最重要的环节，就是要大声呼喊周围的人来帮助你，尽早拨打急救电话，尽早让其他人过来帮助你一起施救，从而达到一个更为圆满的效果。

只有老年人才得心肌梗死吗

动脉硬化其实是一个渐进的过程，可能很早就发生了。由于剧烈的运动、情绪波动，或者是一些不良的生活方式，可能使动脉硬化的斑块破裂了，一下子导致心肌梗死发生。这里需要强调的是，并不一定说血管特别窄才会发生心肌梗死，这个血管的狭窄程度跟心肌梗死是否发生，关系并不那么密切。有的人可能做了造影一看，就是一个很轻的斑块症状，但是由于他继发了血栓形成，一个血块堵住血管，马上就会发生心肌梗死。

所以，千万不能因为年纪没有到达老年人的标准，就掉以轻心，年轻人也可能患有心肌梗死。

安装支架后就万事大吉了吗

支架对于身体来说是个异物，是将一个金属丝网放在血管里面了，它也会有血栓。有很多的治疗方法，比如说我们用阿司匹林、波立维这些药，

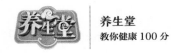

避免支架里头长血栓，这样的一些治疗是必需的。

我们放支架，只是把这个地方的血管弄通了，但其他地方仍有可能发生动脉硬化。胆固醇在身体当中其实有两个来源，一个就是从我们吃的食物当中，比如说吃的动物内脏，里面可能胆固醇就特别高，这个时候可以引起血液当中胆固醇水平的升高。

胆固醇自身还可以在体内合成。比如说，分泌的胆汁虽然在肠道有二次吸收，但在身体中又可合成胆固醇。所以说，胆固醇的降低仅靠饮食控制、仅靠运动可能还不够，因为我们有一些人，在这个胆固醇自身合成的过程当中，合成得有点过度了，就容易引起胆固醇的增高。所以对于高胆固醇的人，还是需要吃一些药的，仅靠运动不够。

无痛性的心肌梗死更危险

有些冠心病患者表现为心绞痛，他是有感觉的，能够觉察到自己身体不舒服。比如说在活动当中有心绞痛发作了，他会马上停止活动，会自然停下来歇一会儿，歇一会儿就过去了，这种停下来就是对自我的一个保护。因为这时候他的心脏是缺血的，他停下来一休息，心脏对氧气的需求量就减少了，疼痛就能缓解，就能缓解心肌缺血。

另外一种心肌缺血是无痛性的。他可能活动到一定程度的时候也有心肌缺血，但不表现出疼痛，他自身就不知道，就不能够觉察，该做什么他还做什么，就无从去保护自身心脏的一些缺血情况。如果心脏长期处在缺血状态，心脏的功能就会减退，所以说无痛性的心肌缺血影响特别大。

此外，无痛性的心肌缺血是短暂的，血管都闭塞了他不知道。实际上他可能经历过心肌梗死的阶段。如果表现的是无痛性的心肌梗死，那就更加严重，因为在心肌梗死的时候，心肌有很大程度的坏死了，心脏的功能就会有明显的减退。这个时候在急性期，他的心肌组织是特别脆弱的，如果继续去活动，那情况也是特别严重的。

在心肌梗死的急性期，有的患者可表现为心律失常。恶性的心律失常是会危及生命的，比如出现室性心动过速、心室扑动与颤动。如果是有疼痛感觉的心肌梗死，这时候患者有剧烈的胸疼，别人都会对他有格外的关照，去保护他、帮助他；但如果他是一个无痛性的心肌梗死，没有这种症状，自身没有警觉，周围人也没有警觉，可能就会出现猝死等情况，从而危及生命。

养生自修堂

哪些症状跟心肌梗死有关

心脏作为一个内脏的器官，它跟我们的表皮不太一样。我们表皮哪划了一个伤口，就是哪个地方疼痛，不会说我大拇指划伤了，感觉小拇指疼，这是一个定位非常准确的疼痛。但我们内脏的感觉就不是那么准确了，我们的下颌、咽部、上腹实际上都跟心脏位置相同，如果心脏不舒服，可以放射到这些区域的神经分布，所以这些区域可能会有感觉。

胸闷、心前区不舒服，容易想到是心脏的问题，而其他地方的问题，可能都会找其他的原因，比如说上腹不适，常会想到先去看消化科。其实，心脏跟胃是紧密连在一起的，如果心肌下壁缺血了，有一些不良的刺激，会直接刺激胃。所以下壁心肌梗死的患者，好多都表现为上腹不适、恶心呕吐等一些消化道的症状，这特别容易被忽略。

在心绞痛阶段的判断，其实最直接的还是看它跟活动是否有关系。如果心脏引起的上腹不适，多半活动时才有，不活动的时候好像不明显，除非发展到心肌梗死的程度。而下牙疼痛、嗓子发紧等这些表现，越跟活动有关，也就越跟心脏有关。

古为今用解危急——
中医救治心肌梗死

刘清泉 | 北京中医医院院长。

葛洪的《肘后备急方》中专门有一章就是谈卒心痛（心肌梗死）怎么治疗。他认为卒心痛的发生是由于元气的不足。中医认为，气是推动血脉运行的动力，元气不足导致血脉推动无力，便会产生淤血，淤血是逐渐形成的。在淤血形成的过程中会产生热毒，热毒会伤耗脉络，进而堵塞脉络，引起卒心痛的发作。

健康候诊室

悦悦：今天我们用数学题开场了，给大家看一串数字，4、40、10、1、90，五个数字谁也不挨着谁，有没有人能够看出来，它们之间有什么样的联系？大胆地猜一猜？知道吗？

刘清泉：实际上这几个数字是显示出一种病，一种疾病的一种情况。首先这个疾病应该在一年四季、春夏秋冬可能都容易发作。其次，这个疾病发病一般在40岁以上。这个数字10是表明这种疾病的死亡率，应该在10%左右的这样一个情况。1指的是这个疾病死亡时间很快，应该在一个小时之内。这个病有一个及时救治的最佳时间，应该是90分钟。这是一个常见、普遍、多发的疾病，而且引起人的死亡也比较快。

悦悦：五个数字说明的是一种疾病，这种疾病到底是什么呢？

观众：是心肌梗死。

心肌梗死急救第一步

心肌梗死最重要的一点就是要开放气道，把气道打开。但咱们老百姓一看病情这么重，那我掐掐人中穴吧。掐人中穴最大的问题在哪？你一掐人中穴，这么一摁把他脖子摁回去了，这个是最麻烦的。患者很难受，处于一种半昏迷状态，他躺在那地方，他的舌根本来后坠，这么一摁就使舌根更加堵上了，堵上以后气道更加不通畅了，氧气更少了，呼吸更困难，反而会加重病情。

还有人会觉得应该把枕头给枕上，枕头一枕，一样是把气道堵塞了。所以说要把枕头拿开，或者枕个薄枕头搁到后肩上就行。让患者仰头，这样他的呼吸道就非常通畅，有利于氧气的吸入，有利于气道的通畅。

当然有些心肌梗死发作的患者会吐，吐的时候一定要把他的头给侧到一边去，这样他吐的东西会到一边去，不至于再吸进去。

实际上这种开放气道的方法，中国古代就已经有了。东晋著名的医学家葛洪在《肘后备急方》写道，治疗呼吸骤停、心疼的突然发作而昏迷的患者，在呼吸道不畅的情况下，怎么处理呢？"以管吹下部"。用什么管？用一根竹管。吹什么下部？吹舌头根的下部。"令数人互吹之"，我吹了一会儿累了，别人再吹，气通则活。这跟咱们目前用的口咽通道和气管插管的原理是一样的，只不过那个年代最高级的管子是什么？就是竹管。

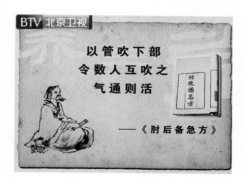

现在医院采用气管插管技术，即把气管导管插到气管里面，可以不"令数人互吹之"了，接上一台呼吸机来代替即可。

预防心肌梗死要"养神"

在预防心肌梗死这类疾病时，葛洪还提到一个养生的理念，即我们要学会"养神"。

神，中医上实际上是讲人的一种精神活度。学会养神，神充足以后，他的气血才能充足，气血充足以后才能够少得病，不得病。

卒心痛发生是由于元气不足。我养神了，把元气养足，就不会出现这样一个状态，所以这是神的问题。我们在日常生活中饥一顿、饱一顿，饮食不节等，都是造成神不能养、气血不能充盈的根本原因。

在养神的问题上，葛洪还提出所谓的"十二少"，即"少思、少念、少笑、少言、少喜、少怒、少乐、少愁、少好、少恶、少事、少机"。

中医养神站桩法

双脚与肩同宽站立，非常放松。要领是两耳尖连线的终点，即百会穴领起，像有根虚线拎起来一样，叫虚灵顶劲，顶起来。注意脖子、肩胛肌、肩部不要紧张，而是用头部意念领起来。肩部两臂非常放松地下垂，垂于身体的两侧，尾闾微微内卷，会阴穴上像坠一个小秤砣下垂，这样就形成一个对拔之势。"百会领起，尾闾下坠"，整个脊柱得到一个充分的拔抻，充分舒展，髋、膝、踝部放松，不要拿死桩，非常放松地站立。

初期站立的时候，大家可能会觉得紧张，可以用意念来放松，从头顶到脚踝都是非常放松的姿势，让自己完全舒展开。这样放松，气血就能够通畅。

像坐板凳一样，放松放松，这个腰正常有一个生理的曲度。尾闾稍稍内卷，你感觉像坐凳子，往下一坐。百会上提，下颚微收，松静自然。

可以站10分钟、20分钟、半个小时，以后随着功夫的深入，可以站到一个小时甚至两个小时，大家会觉得越站越松，越站越舒服。

养生自修堂

独参汤——中医急救心肌梗死

葛洪给了若干个方子，其中最主要的治疗方法，第一个是补元气，这是最核心的；第二个是通心脉；第三个是活血化淤。

葛洪的方子里，人参是核心成分，以人参为主，再配一些活血化淤的药，比如配一些当归；也可以配一些温通的药物，比如配一些桂枝等。如果阳气比较虚的话，可以用人参配附子。

一根一根的人参，用起来非常不方便，在紧急的情况下，往往是把它打成人参粉，再用水和一下，或者用开水煮 10 ~ 20 分钟就可以了。因为紧急救治时间要快一些，这是一种方法。

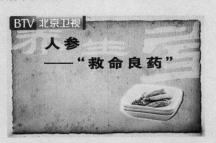

此外，还可以选用人参片来进行久煮，要煮上 40 分钟，时间稍微长一点，小火炖，炖出人参汤来用。

脑中风的预警与防治

徐春军 ｜ 首都医科大学附属北京中医医院副院长、主任医师。

中风也叫脑卒中，是中医学对急性脑血管疾病的统称。它是以猝然昏倒、不省人事，伴发口角歪斜、语言不利而出现半身不遂为主要症状的一类脑血液循环障碍性疾病。由于中风具有发病率高、死亡率高、致残率高、复发率高以及并发症多的特点，所以医学界把它同冠心病、癌症并列为威胁人类健康的三大疾病之一。

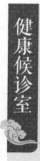

健康候诊室

> 徐春军：前一段我遇到这么一个事，有一个 60 多岁的老大姐，她在晚上吃饭的时候，不经意间夹菜老掉东西。过了一段时间她再拿起筷子，再夹的时候还掉东西，家里人都没太在意。可第二天早上醒来，她想起来的时候却发现半边身体动不了了。咱们说得通俗一点，叫半身不遂了，赶快到医院去就诊、检查，最后确诊是中风。
>
> 悦悦：就是中风了。
>
> 徐春军：嗯，如果治疗不好的话，有可能还留一个半身不遂的后遗症。其实像这种情况，如果你前一天晚上及早重视、及早去就医的话，就可能避免。
>
> 悦悦：对，这其实就是我们以前讨论过的一个话题，我们叫中风先兆。
>
> 徐春军：先兆？
>
> 悦悦：对，就是中风前兆。也听过很多的老人家讲到，老伴在

中风之前的那一天，他可能拿不住杯子，拿什么掉什么，然后还被家人说，你怎么笨手笨脚的，今天怎么那么笨，结果第二天就发生了中风。所以当在吃饭的过程中，夹什么掉什么，尤其是已经具备一些心脑血管疾病风险的人，即我们说的高危人群，更得注意这样的小细节。

脑中风先兆早注意

1.掉筷子。可以通过用筷子夹弹珠的游戏体现出来。

2.一过性头晕。一般来说，这种脑血管疾病，尤其是中风，在前期如果还伴有高血压这样的基础疾病的话，经常会出现短暂性的头晕或者意识丧失，从医学上来讲，叫短暂性的脑缺血。如果说你具备很多中风的高危因素的话，这样的情况就非常危险，很有可能是中风先兆。

3.手发麻。手麻这个也得分析，得区分讲。比如说，颈椎病其实也会导致发麻，但是它跟脑血管疾病的这种发麻，还是有所区别的。咱们都知道颈椎犯病的时候比较僵硬，如果是颈椎的骨质增生，就是一侧的骨质增生，往往压迫的都是一侧的神经，或者左边，或者右边。

但是中风不一样，比如短暂性脑缺血也好，或者脑梗死也好，引起的可能是脑部的局部。脑部缺血缺氧的话，往往梗死的是左边，可能表现的症状是右边，梗死的是右边，可能表现的症状是左边。它是一个交叉性的。对于脑血管疾病来说，身体发麻，相对来讲没有那么定位准确了。可能是整体的，如上肢麻木。

脑中风的发生原理

脑中风发生的基本原理，主要是血栓的形成所导致。正常血管中的血液流动非常通畅，但是因为各种原因，比如说脂质的沉积，然后血液开始慢慢变黏稠，最后血栓形成把血管堵住，这是一种原因。当然还有另外一种原因，由于血压的增高，把血管壁冲破，使血液流出来。前面的叫血栓形成，后边这种叫脑出血。不管是脑血栓或者是脑出血，都是血管本身的因素导致的，所以一旦发生头痛、头晕、骤然摔倒等现象，都可能是中风

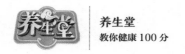
发生的先兆。

脑血栓的发生更多是在睡觉的时候，很多老年人在夜里有上厕所的习惯，醒了想上厕所，一起来摔倒了，便认为中风是摔倒得的，其实不是。他在摔倒之前已经不能动了，他强行动作以后才摔倒的，是这么一个过程。当然脑出血更多的是在运动的时候，比如说搬东西，跟人发火、吵架等，一吵架以后就摔倒了。

脑血栓和脑出血发病的形式略有不同，一个是在安静的情况下，一个是在暴怒或者激烈运动的情况下。

中医如何认识脑中风

《金匮要略》是咱们古代的一本书，在《中风篇》里头，有这么一段话："邪在于络，肌肤不仁；邪在于经，即重不胜；邪入于腑，即不识人；邪入于脏，舌即难言。"

> 邪在于络，肌肤不仁；
> 邪在于经，即重不胜；
> 邪入于腑，即不识人；
> 邪入于脏，舌即难言。
> ——《金匮要略》

这四句话实质上代表了中风的不同程度的四个阶段，叫中络、中经、中腑、中脏，由浅到深。

"邪在于络"，实际上是中风最轻的一种。"肌肤不仁"，就是肌肤手指、手尖比较麻木，是供血比较差引起的。

"邪在于经"，可能更重一点，出现了"即重不胜"。实质上的表现呢，主要是肢体沉重，就是半身不遂、活动不利。

"邪入于腑"，可能就更严重一些，叫"即不识人"。就是出现意识丧失了，都不认识熟人了。

"邪入于脏"，就是最严重的了，出现"舌即难言"。就是话都讲不出来了。

中风与肝有关

中风，实质上与肝有很大的关系。在古代医学理论中，其实对这方面的阐述很多。比如"肝主身之筋膜"，实际上这代表的是肝脏的一个基本生理功能，叫"肝主筋"。筋膜的病变和它对应的生理活动，与肝脏的功能是密切相关的。

肝主身之筋膜
——《素问·痿论》

诸风掉眩 皆属于肝
——《素问·至真要大论》

BTV 北京卫视

肝脏的功能支配着筋膜的一些活动。比如说手指发麻，它就是筋膜的一个肌腱的活动，可能与肝脏的功能都有很密切的关系。

《素问》里头讲"诸风掉眩，皆属于肝"，主要是指一个病机，是指从脏腑辨证上来说应该归到哪儿。"诸风"，实质上这个风是善行数变的。中风也是变化多端的，如果治疗不及时，刚才讲的四个阶段是逐步加深、加重的。这个"风"实质上指的是肝风，而且病变是善变的。"掉眩"实际上就是一过性的头晕、眩晕，在临床上出现这些表现的话，中医的病机上叫"皆属于肝"，即都与咱们中医谈论的肝脏有密切关系。

温馨提示

肝风是指什么

在中医上分外风、内风。外风就是外邪，比如说外感，叫风寒感冒、风热感冒，这种风指的就是外风。内风是什么呢？指的是五脏的失调，肝心脾肺肾，它的功能失调，可以称之为内风。

所以风是代表一个很严重的病机的变化，内风指的是五脏之风，肝风是属于内风的一种。

春天宜养肝，常喝乌梅冰糖饮

五行学说，就是人们常说的木、火、土、金、水五种物质的代表，分别对应五脏，肝是属木的。然后在六淫六邪当中，肝是对应风。在七情当中肝是主怒，即怒伤肝。在时令上对应的是春天。

所以，肝的问题、风的问题、木的问题、情绪的问题，都是在春天容易发作。

五脏	六邪	七情	五季
肝	风	怒	春
心	火	喜	夏
脾	暑湿	思	长夏
肺	燥	悲	秋
肾	寒	恐	冬

【乌梅冰糖饮】

材料：乌梅3～5颗，水500毫升，冰糖适量。

做法：将乌梅放入锅中，加水煎煮，煮沸10分钟后，再加入冰糖煮20分钟即成。

主要成分是乌梅和冰糖。乌梅是酸的，在五行上来说，酸是入肝的。乌梅除了具备酸味以外，还可以生津，可以养阴。养阴指的是养肝阴，可以生阴津，也是补肝肾的一种。所以它是补肝的，非常适合肝脏功能偏差一点的人。具备了强壮肝脏的功能后，它的疏泄、它的生发、它的藏血，才可能发挥更重要的作用。

因为它比较酸，所以配了一点冰糖。冰糖属于甘味，可以养脾入脾。同时，冰糖有点偏微凉的作用，和酸性配起来，更适合饮用。

穴位按摩防中风

第一个穴位，叫太冲穴。位于足背侧，第一、二趾跖骨结合部之前的凹陷处。这个穴位的基本作用是清肝热，清肝火，平肝阳。

具体操作：用手按着太冲穴往前推，往脚趾尖那边推。推到脚丫缝的位置，实际上就是行间穴。就是从太冲穴往行间穴推，然后回来再推，这么反复。每天可以做1～2次，每次做30～50下就行了。

晚上没什么事了，坐那儿看看电视，泡着脚的时候，你都可以搓一搓，尤其对一些面红目赤、头晕目眩、肝阳上亢、急躁易怒的人比较好。

第二个穴位，叫三阴交穴。在

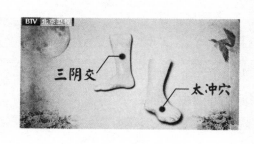
BTV 北京卫视
三阴交
太冲穴

内踝尖直上三寸，胫骨后缘处。人体阴脏有三个，即肝脏、肾脏和脾脏，它是这三个经络交汇的地方，所以叫三阴交。

它的基本作用是补肝阴、补阴液。另外，肝脏有藏血的功能，通过不断地按摩这个穴位，加强了肝脏藏血的功能，血充足了，就能养筋，身体就不麻了。每次按 30 ~ 50 下，每天 1 ~ 2 次就行了。

需要跟大家强调一下，这两个穴位都是对称的，两个脚上都有，都需要按摩。

养生自修堂

菊花清肝明目妙处多

菊花实际上是非常好的一种药品，它本身是偏寒性的，叫味甘微寒，可以平肝明目、清肝热。但是，因为它偏寒，如果常喝、多喝也要伤胃的。

野菊花粒特别小，而且泡起来特别苦。一般来说，它是用于清热解毒。比如说长火疙瘩了，嗓子特别疼了，目赤肿疼了，甚至感冒需要清热解毒的时候，都可以用。所以野菊花适合药用，不适合泡水喝。

杭菊对治疗中风、平肝潜阳，应该是最适合的。

贡菊质量非常好，非常适合泡水当饮料喝，可以清清肝火。

还有一种在滁州产的菊花，叫滁菊，比如说嗓子有点疼、嗓子有点干、眼睛有点红，也可以用这个滁菊。

揭开心源性脑中风
背后的真相

董建增 | 首都医科大学附属北京安贞医院心内科副主任、主任医师。
杨　娅 | 首都医科大学附属北京安贞医院超声心动图一部主任、主任医师。
毕　齐 | 首都医科大学附属北京安贞医院神经内科主任、主任医师。

　　中风是一种可怕的疾病，它产生的原因多种多样。如果这个血栓来自于心脏，那么这一种类型的中风我们就叫做心源性中风。

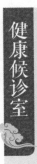

健康候诊室

　　刘婧：杨主任，我们来比较一下这两位观众的心脏怎么了。

　　杨娅：我们先看看这位阿姨的吧，从这位阿姨的心脏图像来看，四个心腔大小都是正常的。重要的呢，我们要看看这个血流，我们可以看到血流是很规律的，高低、宽窄和间距都是很规律的。这就是一个正常人的心脏图像。

　　刘婧：所以这个阿姨的心脏的健康程度可以打80分，是吧。

　　杨娅：可以，没问题。

　　刘婧：那我们再比较一下那一位阿姨，她的心脏健康程度怎么样呢？

　　杨娅：这个图像首先从四个心腔切面看，和刚才那位阿姨就完全不一样了。一个是她下面的心房比较大，心房明显扩大。再一个，我们看看这个血流的情况。刚才那位阿姨是两个峰出现的，并且非常有规律，高低和宽窄都是比较规律的。而这位阿姨看起来呢，她的每一个峰的高低都不一样，然后每一个峰之间的间隔也不一样。那么，这就是房颤所导致的。

刘婧：所以，我们这两位观众还真的是很有特点，一个是心跳很正常、很规律，血流也很规律；另一位阿姨就出现了心跳杂乱无章，就是我们说的乱跳，连血液的流速都是杂乱无章的。到底她们身上发生了什么样的改变呢？

房颤也会引起脑中风吗

我们血液中间有很多成分，这些成分在正常的血液流动情况下，不会聚集在一起。在房颤的情况下，这些血液成分就有可能聚集成一个栓子，就是我们说的"血栓"。随着血液的推动，它就沿着血管向远处行走，如果走到一个地方它被堵住了，那么血液就过不去，相当于我们的下水道管道被堵塞了一样。

那么，远端由这个血管去供应血的脑组织就会发生缺血、缺氧甚至坏死，就引起了我们临床上所说的"脑中风"。

房颤引起的脑中风的特点

心脏正常工作时，是个有机的统一体，这样才能把全身的血抽回到心脏，然后再有效地把血液打到全身。所以，我们把心脏整体加在一起称为一个泵，它有收缩、舒张这样一个功能。

房颤的时候，整个心房内完全丧失了机械活动，只是一个管道，它没有主动收缩、舒张的功能了。心脏里面有个特殊的结构叫"心耳"，长得像耳朵一样。右边一个叫"右心耳"，左边一个叫"左心耳"。整个心房是个管道，它是通畅的，心耳是个死腔，血液流进去以后，如果它自己没有机械功能，那么流进去的血液很长时间还流不出来，它就在里面长血栓了。

如何发现你是否有房颤

症状一：心慌气短。

房颤的时候会有心慌气短，其实心慌气短每个人都有过，比如说运动比较激烈的时候、爬楼梯的时候都会有，这是正常的。房颤患者在休息的时候不定时出现心慌、难受、气短等症状，和运动时出现心慌气短不是一回事。如果有这些症状，一般都需要进一步检查。

症状二：手脚冰凉。

房颤的时候，有一部分心脏功能丧失了，所以心脏里面回来的血不够，然后出去的血也不够，我们叫心脏搏出量减少。这样，血管外周就会发凉，出现手脚发凉等情况。

症状三：头晕、昏厥，甚至晕倒。

心脏血的搏出量少了以后，脑血管供血也减少了。有些人由坐着突然站起来的时候，就头晕，或者有的人坐汽车坐了半个小时，下车以后突然头晕一下。

症状四：疲乏、无力。

我们身体是需要耗氧、需要消耗能量的。这个能量都是怎么供应的呢？是心脏供应的。如果心脏没有动力了，这个供应就不能保证，然后整个体能、运动耐量都会明显地下降，导致身体疲乏、无力，严重的时候还会出现心力衰竭等情况。

房颤的发病率高吗

房颤是发病率非常高的一种疾病，它跟年龄的增加也有关系。

房颤实际上是一种老年病，最重要的因素就是年龄。随着年龄的增加，患病率是直线上升。一般情况下，每增加10岁，房颤的患病率增加1倍。50 ~ 59岁，患病率是1%左右；60 ~ 70岁，患病率是2%左右；

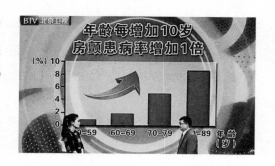

70 ~ 80 岁，患病率为 5% 左右；80 ~ 90 岁，患病率就接近 10%。这是前几年的数据，最近的研究显示，房颤的患病率实际上比这个还要高得多。

房颤的治疗手段

房颤的治疗手段很多，但是从宏观上来讲，主要分为两大类。

一类是把房颤治好，变成正常心跳。维持正常心律的这个治疗，目前药物治疗效果比较差，主要靠非药物的方法，最主要的是"射频导管消融"，当然也可以手术治疗。"射频消融"就是顺着腿上的血管插一根导管，一直插到心脏里面，到心脏里面与房颤有关的地方，然后释放电流，把能发房颤的地方给破坏掉，达到治疗房颤、恢复正常心律的目的。

另外一类治疗也是非常重要的治疗。有些患者房颤时间特别长，心脏特别大，合并症特别多，很难用"射频消融"的治疗方法把它治好。这些患者怎么办呢？那就不管房颤了，就让他与房颤共处。治疗的主要目的就是预防房颤的危害，即预防血栓。房颤最传统的治疗就是服药，服预防血栓形成的药，我们又叫抗凝剂，比如华法林。但是这个药品特别麻烦，使用过程中它需要经常监测，患者服得多了容易导致出血，服得少了没效，并且受食物、药物影响特别大。

因为 90% 的血栓都是在左心耳生成的，所以这几年医学的进展就是把左心耳给封堵起来。将一个特殊的导管，通过腿上的静脉血管送往心脏的左心耳里面，然后导管撑开、堵上左心耳。一两个月之后，封堵器表面就和心脏的内皮长在一起，变成一个光滑的平面了。

房颤的预防方法

房颤的人群庞大，重点还是预防。发生房颤的因素很多，有些因素是我们无法改变的，比如说最主要的因素年龄、遗传等。

除此之外，还有很多可以改变的因素。比如说各种疾病，像高血压、糖尿病、肥胖、呼吸睡眠暂停综合征，以及甲状腺疾病，如甲状腺功能亢进、甲状腺功能减退等，所有这些因素都会增加房颤的患病率。

养生自修堂

房颤自我检查怎么做

自我检查可以摸脉搏。如果发生房颤，就是心慌的时候，其实最简单的就是摸桡动脉。

颈部动脉，你摸摸可以，但是不能太用力。高龄老年人是禁止按摩颈动脉的，就害怕颈动脉有斑块的时候，按摩对它有刺激。

最好摸、最容易摸到的还是手腕上的桡动脉。把胳膊放到桌子上，或者放到床上、放到凳子上，身体要放松，这是最主要的。紧的话，这个脉搏在深处就摸不到了。

摸到脉搏之后，我们再感觉它跳动节律整齐不整齐。你有不舒服的时候，就可以随时摸。

一种容易被忽视的脑中风

吉训明 | 北京宣武医院副院长。

脑动脉是指将血液从心脏运输到大脑之中的血管，脑静脉是运输血液从大脑回流到心脏的血管。血栓堵住脑动脉，就是老百姓最熟悉的脑中风。而脑静脉堵了，则会引起一种特殊的脑中风，这种脑中风起病虽然相对较缓慢，但却更容易被误诊，进而危及生命。

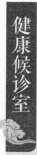

健康候诊室

刘婧：今天节目的一开始，我们要跟大家探讨一个既熟悉又陌生的疾病，它叫做脑中风。为什么说熟悉，我想大家都知道了，关于脑中风问题，我们做了很多期节目，各方面都有涉及。可是为什么又说它陌生，是因为这种脑中风和我们一般意义上了解的脑中风还不太一样，它是一种非常特殊的脑中风，而它的发病率同样也很高。我们先来看一看一个年仅 7 岁的小男孩，是怎么患上脑中风的。

（视频）这位只有 7 岁的男孩，名叫小陌，他到底怎么了？小陌被送到北京儿童医院，经过一系列的检查之后发现，他患上的疾病叫做颅内静脉窦血栓，而最终的结果会导致大脑出血，甚至死亡。目前最有效的就是手术介入取栓，但是，能完成这种高度难度手术的医院在北京屈指可数，有这样能力的医生更是寥寥无几。儿童医院的医生迅速帮助他联系了宣武医院，因为这里拥有国内首屈一指的神经内科团队，但这最后一丝希望，真的能挽救小陌的生命吗？

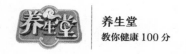

他的病情开始牵动了无数人的心。

刘婧：我看到现场每一位观众，在观看这段视频的时候，都很紧张。我们在听到那个孩子在说"疼"，感觉很痛苦的样子。这个孩子仅仅 7 岁，为什么这样一个可怕的疾病，而且是特殊的脑中风，会在如此年轻的男孩身上发生？而这样的疾病，如果换作我们其他人，会得吗？有多危险呢？我们每一个人要如何预防？

一种特殊的脑中风

主要是这种血栓形成的部位，全部是发生在静脉系统，它是由于静脉系统里面血管堵塞，造成血流能流进大脑，但是流不出来的这样一些症状。我们正常人心脏的血，通过动脉流进大脑，供应脑的营养，然后通过静脉系统，再回流进入心脏。

静脉血栓，一般都堵在静脉系统部位。静脉血栓的部位堵塞了以后，血栓不断延伸，最后延伸到整个大脑，先是波及整个动脉，最后引起偏瘫、失语，出现昏迷这些严重的症状。这就是静脉血栓的一些特点。

温馨提示

相比于动脉血栓来讲，静脉血栓发病时间相对较缓，症状更容易和其他疾病混淆，从而延误了治疗的最佳时机。所以，更应该引起大家重视。

脑静脉血栓的第一层伪装——剧烈的头痛

脑静脉血栓或者是脑病变的这种头痛，跟一般的头痛是不一样的，它可以发生在一侧，也可以发生在两侧。一般情况下，服用一些止痛药能够暂时缓解。但是随着时间的延长，止痛片也不能够缓解这种头痛了。它是持续的，从早上醒来到晚上睡觉，这个疼痛是不间断的，睡眠也不好。常常夜深人静的时候，疼痛往往更严重，痛得睡不着觉。

脑静脉血栓的第二层伪装——耳鸣

对脑静脉血栓，我们有一些患者常常有耳鸣的感觉。这种耳鸣非常有特点，常常在年轻的时候出现。患者常常是去了无数的医院、看耳鼻喉科，以为是耳朵的问题，很少认为是供血不足引起的耳鸣。

大家一定要记住，耳鸣可能是一侧的，慢慢过渡为双侧都出现耳鸣，但是它的特点是时间长，声音的想象力很大，有可能像流水声，有可能像火车轰鸣声，有可能像知了的声音，也可能有特殊的一些，但它一定是长时间的。

脑静脉血栓的第三层伪装——视物模糊

脑静脉病变，还有另外一个表现就是眼部症状。眼部症状分为两种，一种是视网膜脱落造成看东西模糊；另一种是由于静脉回流不畅，造成眼涩眼胀，眼睛有往外凸显的感觉。所以有可能是模糊，有可能是眼胀眼干，容易被误诊为干眼病。

除了眼涩以外，一定还会有头痛、耳鸣这些症状。然后你进一步检查，就能够明确诊断。

温馨提示

即使上了年纪的叔叔阿姨，出现了视物模糊，出现了眼干眼胀，我们也得考虑一下，是不是跟颅内的静脉出现了血栓有关。

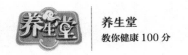

脑静脉血栓的第四层伪装——头晕

脑静脉病变的另外一个症状就是头晕、头沉。跟脑供血不足引起的头晕不一样，它的特点是从早上睁开眼睛开始，就一直是晕沉沉的。那种感觉不是天旋地转，而是像头上顶着一个大锅，脑子一直不清楚，很沉。疼痛多发生在后脑勺部位。

这是由于静脉血液回流不好以后，影响到支配人体的觉醒系统，这一部分脑组织的血液回流不畅通，导致供血不足。所以，相应大脑的功能就会受到障碍。这部分人除了晕沉沉以外，最大的特点就是失眠，睡眠非常不好，所以生活质量就很差。

脑静脉血栓的第五层伪装——颈椎不舒服

患者为什么会出现颈椎不舒服？这还是因为静脉血回流不畅。心脏搏出的血液到达大脑后再回心脏时，血液分流导致颈部其他静脉扩张。由于颈椎管腔里面的空间有限，颈部静脉扩张以后，势必会压迫其他组织，比如压迫我们颈部的交感神经和迷走神经。迷走神经受压迫以后，会出现心脏缺血缺氧、胸闷憋气等症状，所以患者表现为颈椎总是不舒服，有落枕的感觉，还可表现为胸闷、心慌。由于这样的症状出现，临床上也容易把这一部分患者误诊为更年期综合征。

这部分患者不管躺着还是站着，颈椎部位一直不舒服，所以他们喜欢接受颈部按摩。按摩以后会舒服一点，但实际上按摩是有害的。为什么呢？我们颈部的静脉很浅，而且静脉很薄，在不断按摩挤压的过程中，会造成静脉损伤越来越大。所以，当时可能感觉放松舒服，但是症状会越来越重，导致整个静脉系统的回流严重不良，甚至可以引起脑中风。

温馨提示

几乎所有的静脉血栓患者，以上5个症状都有。一般情况满足4个症状，就可以明确诊断。

脑静脉血栓的高危人群

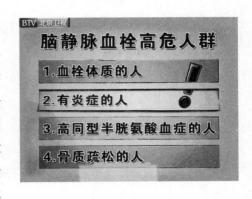

1.血栓体质的人。是指这种人容易形成血栓，即血栓体质，这是临床上常见的一种病例。这种最典型的病例表现为，年轻的时候就可能出现下肢的静脉血栓，这跟一般的血栓还不一样。一般的下肢血栓是由于静脉曲张造成，这种患者年轻时候下肢就出现反复的血栓、肿胀，也可以表现为特殊的凝血物质缺乏，也可以表现为贫血，从而反射性地引起血栓的形成。这样体质的人要注意补水。

2.有炎症的人。有些炎症可以激发人体产生血液的高凝状态，如中耳乳突炎就是引起脑静脉血栓的一个最常见因素。临床上的经验是，根据静脉血栓来追查病因，比如说对一些有非特异性炎症的老年人，如肠炎患者就应该注意检查，明确引起肠炎的原因，并控制好，同时还要嘱其多饮水。再比如患者有比较严重的鼻炎、中耳乳突炎，尽管此时耳没有流脓，也不影响听力，但是对这些人还是要通过适当的调理，把炎症控制住，以便减少发生脑静脉血栓的风险。再补充一个，就是有牙龈炎的人。有些老年人不太注意口腔卫生，而牙龈的这种炎症也可以反射性地引起颅内静脉血栓。所以说，老年人尤其要注意口腔牙齿的护理，减少脑静脉血栓的发生。

3.高同型半胱氨酸血症者。它可以是遗传性的，也可以直接是代谢造成的，这与老年人的生活习惯息息相关。有些老年人很少吃蔬菜，也不喜欢吃水果，平时主要以荤食为主。这一部分人由于体内缺少叶酸，缺少一些维生素，导致了血液抗凝的成分下降，使血液处于浓缩状态，进而出现血栓。这种多发生在动脉的血栓，可以引起脑动脉栓塞，也可以引起心脏的动脉栓塞。也有一部分人表现为下肢静脉血栓，最终还有部分人会出现大脑静脉血栓。

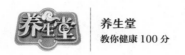

温馨提示

高同型半胱氨酸血症是一种代谢疾病，是指血中同型半胱氨酸含量增高，是多种疾病的危险因素，特别是心脑血管疾病的推手。糖尿病患者同型半胱氨酸含量明显高于一般人群。摄入足够的叶酸，可以有效改善同型半胱氨酸血症。因此，专家推荐多吃含有叶酸、维生素 B_6、维生素 B_{12} 的食物，比如猕猴桃、西蓝花等新鲜蔬菜和水果。

4.骨质疏松的人。比如说某人年轻的时候身高是 175 厘米，随着年龄的增长，身高越来越矮了，可能只有 170 厘米，有时甚至 170 厘米还不到。大家知道，我们的骨随着骨质疏松、随着身高的越来越矮，也会越来越短，但这个血管不会短，最终结果就是血管受压迫。尤其患有高血压、糖尿病、高脂血症后，导致动脉硬化，受压迫的静脉因为没有平滑肌层，静脉壁很薄，结果会影响颅内的静脉回流。这种受压的改变，会导致脑静脉血栓。

养生自修堂

静脉血栓还有另外一个特点，就是可以发生在从小孩到老年人各个年龄段，而且越是年轻，病情发展越快，年纪大的病情发展相对慢一些。小孩或者育龄期妇女，血栓形成速度快。老年人常常是有慢性的血栓形成，在这个过程中它有逐步代偿。

古为今用解危急——
中医急救脑中风

刘清泉 | 北京中医医院院长。

在众多脑病中，最常见的还是脑出血和脑梗死这两种病，合称为脑中风。全国每年发生脑中风的患者大概有 1000 万。这个病不仅发病率高，而且致残率高，每 1000 万患者中有 75% 的人会留有残疾，对于个人和家庭的影响都非常大。

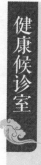

健康候诊室

悦悦：刚才我们做了一个很有意思的速记测试题，看看我们在 10 秒那么短的时间内可以记住多少图形。一共有 8 种图形，两位成绩都不错，一个全部答对了，另外一个差了一样。如果有的人，比如说我记不全，我只能记住 3 ~ 4 个，是说明我智商下降了吗？

刘清泉：记忆是脑的功能之一，人脑除了记忆之外，还有很多的其他功能。记不住并不是说脑子有问题了，这也是一种正常的现象。

悦悦：记不住不代表脑袋出了问题，但是如果有一些疾病，影响了脑部，一定会影响记忆能力，这是对的吧？

刘清泉：这是对的，应该说大部分的脑部病变都可能会影响人的记忆能力、反应能力。

悦悦：说到所有的脑病，想问一下刘院长，在这么多的脑病当中，目前最常见的是哪一种呢？

刘清泉：最常见的还是脑出血和脑梗死这两种病，咱们合称为脑中风，全国每年发生脑中风的患者大概有 1000 万。

悦悦：1000 万？

刘清泉：这 1000 万患者中有 75% 的人会留有残疾，目前从北京市的统计数据看，在死亡的患者里面它应该是居前三位的，死亡率高。另外，这个病不仅发病率高，而且致残率高。人

脑中风的高危人群

脑血管病家族史 冠心病 高血压
糖尿病 高血脂 吸烟 饮酒 饮食不均衡
起居不规律 缺乏体育锻炼 经常头晕头痛
记忆力下降 紧张工作 50 岁以上的中老年人

一旦残疾了以后，不仅工作做不成，而且还得有人专门照顾，对于家庭的影响是非常大的。

乌龙丹——中医急救脑中风

这是葛洪在《肘后备急方》所收集到的《梅师方》中记载的验方，《梅师方》是记载古代验方的一本书。在急性期，葛洪提出了对于中风要采取芳香、开窍、醒脑的治疗手段。

乌龙丹

材料：川乌、五灵脂、龙脑（冰片）、麝香等各适量。

用法：上药研末，入龙脑、麝香同研，滴水为丸，如小弹子大，阴干。每服 1 丸，先用姜汁研开，次用好酒调下，空腹时服，每日 2 次。

BTV 北京卫视

《梅师方》

疗瘫痪风，手足軃曳，口眼㖞斜，
语言謇涩，履步不正。神验乌龙丹。
川乌头（去皮脐了）、五灵脂各五两。
上为末，入龙脑、麝香……
治一人，只三十九，服得五七丸，
便觉抬得手，移得步，十九可以自梳头。
——《肘后备急方》

功效：冰片可以芳香、开窍、醒脑，川乌可以治病、祛毒。适用于突然发生脑中风的人，能够把患者很快救过来。

安宫牛黄丸保存、使用有讲究

后世在葛洪乌龙丹的基础上逐渐变化，变化出目前大家都非常熟知的

安宫牛黄丸，它是中医临床治疗急症、重症的一个方药。

1.正确使用。对于脑梗死、脑出血的急性期患者，使用安宫牛黄丸是有一定道理的。但是它往往对于重症更有效，比如说得了中风，伴有意识模糊，这种情况下用安宫牛黄丸比较好。如果这个患者同时伴随发热，可能效果更好。所以一定要先辨证施治，确保正确使用。

2.妥善保存。安宫牛黄丸的保存非常重要，它里面有很多芳香的药物，很容易挥发掉，所以一般情况下安宫牛黄丸是用蜡封的，如果蜡封得不严，它的药效就挥发掉了。

绞股蓝妙用多

绞股蓝是一种药，也是一种茶。绞股蓝是一种寒性的药物，喝着有点苦，还有点甜味，苦中带甜。有一定的补气、调整血脂的作用，同时还有降尿酸和调整血糖的作用。但这些都是绞股蓝的辅助作用，并

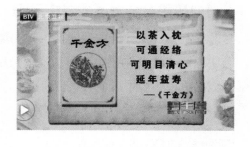

不能代替糖尿病的药物，也代替不了降血脂的药物。在症状轻的情况下，绞股蓝对于血脂的改善有一定好处，症状重的情况下就要遵医嘱服药治疗了。

那绞股蓝可以怎么使用呢？首先绞股蓝可以泡茶喝。这个药是偏寒性的，所以说对于脾胃虚寒的人，比如说经常吃点东西就胃胀，或喝点凉水胃就不舒服的人，还是不用它为好。如果胃热的人，或有口臭、经常便秘的患者，用绞股蓝是最好的。

另外绞股蓝也可以外用，可以把它做成枕头，"以茶入枕，可通经络，可明目清心"。将绞股蓝做成一个小小的枕头就可以了，绞股蓝不要太碎，碎了以后容易漏出来。绞股蓝的芳香气味可以醒脑，在一定程度上也可以保护人的脑部，它实际上对血管也有改善作用，长期使用可以起到通经络、清心明目的作用。

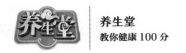

情志调理治疗高血压

葛洪除了是急救专家，还是个养生家，他的很多养生理念对现代人们的养生调理，还有非常重要的作用。比如对于高血压患者，葛洪在养生过程中提倡，第一不要暴怒，第二不要暴喜。暴怒容易使"血奔腠理"，腠理就是肌肉和皮肤的纹理，就是说血容易往外走。血奔到腠理以后就会阻滞经络、血脉，然后发生很多疾病。

过喜也不好，过喜容易导致心气、心神的涣散，这也可以出现一些癫、狂，影响到大脑。除了怒和喜，其他情志也不能过极，把自己的心情保持在合适的状态，才是最佳的一种办法。

高血压患者会发展成脑中风吗

高血压在某种诱因情况下可以引起脑中风，也就是说高血压的群体是脑中风的高发群体，由高血压发展到脑中风的几率是非常大的，只要这个诱因促成了，脑中风就有可能发生。

养生自修堂

松针煮茶调血压

松针泡茶，其苦涩味很重，所以松针一般是用来煮的，煮二三十分钟，这样松针的苦涩味道会减轻一些。同时，它有一种芳香的气味，与其他茶交替饮用，对于血压的调节具有非常重要的作用。当然，松针除了调节血压，对于血脂的调节也有作用。

但是有一点大家要记住，松针不是用来降血压的，不能把它代替日常用的降压药，也不能因此不去看病了，血压有了问题一定要去医院。

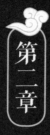

第二章

三高来袭，
这样应对最有效

　　"三高"是指高血压、高血糖和高脂血症。它们是现代社会所派生出来的"富贵病"，可能单独存在，也可能相互关联。如：糖尿病患者很容易同时患上高血压或高脂血症，而血脂高又是动脉粥样硬化形成和发展的主要因素，动脉粥样硬化患者血管弹性差，会加剧血压升高。

　　所以，大家应该在日常生活中多加预防、积极治疗。

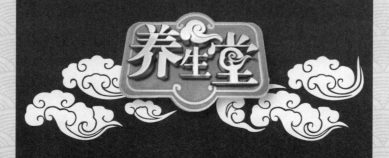

高血压——心脑血管病的"罪魁祸首"

胡大一 | 北京大学人民医院心脏中心主任，心血管病研究所所长。

高血压是指以体循环动脉血压增高为主要特征，可伴有心、脑、肾等器官的功能或器质性损害的临床综合征。高血压是最常见的慢性病之一，也是心脑血管病最主要的危险因素。据统计，全球每年与高血压疾病相关的死亡人数有1000多万。我国高血压患者人数达3亿多。40岁以上者发病率高，近年来有年轻化趋势，甚至20多岁的年轻人都患有高血压。

健康候诊室

悦悦：说到高血压，可能很多人都知道不好，但是具体怎么不好，真有那么大的危害吗？

胡大一：我想高血压的危害是非常严重的，它主要是会影响我们俗称的三个靶器官。

悦悦：三个什么器官？

胡大一：靶器官，就像打靶似的。高血压会直接影响到人体最重要的三个大器官——心、脑、肾，即心脏、大脑、肾脏。

悦悦：都和高血压有关系吗？

胡大一：都和高血压有关系，我把它叫做大心、小肾、脑中风。高血压会使心脏越来越大，肾脏越来越小，再就是脑中风偏瘫、失语，或者出血，或者血栓，所以叫大心、小肾、脑中风。

高血压的危害——大心、小肾、脑中风

1.大心。咱们知道心脏是把血泵到血管里，血压高了就等于心脏每次搏动往全身输送血的时候，工作负荷都会加大。比如正常收缩压（高压）是120毫米汞柱，而你的收缩压是180毫米汞柱，那就是正常人每次心脏泵血时候面临的是120毫米汞柱的压力，而你每次心跳都会使心脏工作负担增大到180毫米汞柱的压力。久而久之，心脏就会变肥厚，然后心脏会扩大，最后出现心力衰竭，所以说叫大心。

2.小肾。长期的高血压会引起肾动脉粥样硬化，肾动脉粥样硬化以后，肾脏就变小了，功能就变差了。大家都知道肾脏是排毒的系统，把有毒的东西通过尿排出去，当肾脏功能不好了，就会导致肾衰竭、尿毒症。

3.脑中风。心脏越来越大，肾脏越来越小，再往后发展就是脑中风偏瘫、失语，或者出血，或者血栓。所以叫大心、小肾、脑中风。

你会量血压吗

量血压有几个要点。

1.衣服袖子一定要松一点，才好捋起来。

2.袖带不能放得太靠下，要绑在手臂弯曲时的肘部之上。

3.袖带不能太松，也不能太紧，大概能放进去一个指头，能放进听诊器就行。

4.胳膊一定要抬到跟心脏平齐的位置。可以找几本书把胳膊垫起来，垂着或者举着都不行，因为压力是随着血的流动变化的。

温馨提示

一定要在一个非常安静、心情放松的状态下去量血压。而且判断有没有高血压不能以一天为准，而是在安静放松、未使用降压药的情况下，不在同一天，量三次，三次都高才能算。

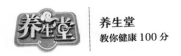

几点钟量血压最准确

多数患者早上血压比较偏高，上午九十点钟测得的血压可以做一个参考。也有一些患者，特别是老年患者，有高血压，同时又有糖尿病，肾功能也不太好，他可能反而夜里血压高。如果是这种情况，那就要关注夜里的血压。

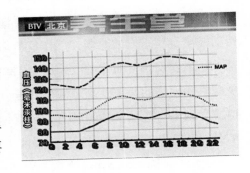

右上角是一个24小时血压变化曲线图，很形象、具体。

测血压时，量左手还是右手

正常人左右胳膊的血压，一般不会完全一样，但是也不能差太多，一般差个5～10毫米汞柱，是正常现象。如果这个数字超过20毫米汞柱，那就肯定不对了，很可能是低的那一侧的血管狭窄、闭塞了。所以，不一定强调是量右手或者量左手，如果你第一次量血压，应该两个胳膊都量一下。

甚至做得认真一点，应该胳膊、腿都量。特别是老年人要注意，正常的时候，腿上的血压绝对不可能比胳膊的血压低，只能略高。如果量腿的血压反而低了，说明腿上血管有狭窄、出现动脉粥样硬化了，血管狭窄了才会出现下肢血压反而比胳膊血压低，这叫局部高血压。这种情况一定要注意查查血管有没有狭窄。

温馨提示

以高的一侧血压为准

如果血压在正常范围内，左右胳膊所测血压差了5～10毫米汞柱，那就以高的那侧为准，因为这一侧更容易反映血压的水平。你将来吃降压药时，观察血压的变化以这侧为准就行了。

　　第一次测血压的时候，可以测量胳膊血压，甚至把腿上的血压都测了，以后你已经心里有数了。腿上血压比上肢高，没问题，左右两侧血压差 7 ~ 8 毫米汞柱，也正常。然后你就找，比如我左边比右边略高一点，那就以左侧来测量，另一个患者可能右侧比左侧略高一点，那就选右侧来量。

血压多高就是高血压了呢

　　大家记这么两点就行了，一个是记住理想血压。理想血压是收缩压 120 毫米汞柱、舒张压 80 毫米汞柱以下，常年保持在这个范围是非常理想的。这种情况发生心脑血管病的危险非常小，可能活到 90 岁，还是非常健康。

　　再一个我们就记住，到底什么叫高血压？就是我们的收缩压大于等于 140 毫米汞柱，或者舒张压大于等于 90 毫米汞柱，就是高血压。

单纯收缩期高血压危害大

　　我们给一位朋友量血压，收缩压 170 毫米汞柱，舒张压 70 毫米汞柱，舒张压不高，这叫单纯收缩期高血压，主要见于老年人。只要收缩压增高，就有非常大的危害，容易引起脑中风、心肌梗死。

　　另一种情况也容易引起误解，就是收缩压高，舒张压不高，能服降压药吗？比如说舒张压到 50 毫米汞柱、60 毫米汞柱了，此时使用降压药，那会不会把舒张压降得更低了？

　　实际上大家完全不要这么想。为什么？第一，老年人收缩压高是最常见的。第二，收缩压升高最危险，最大的危害是脑中风，比心肌梗死还常见。所以只要把收缩压降下来，就可以预防脑中风这种严重的后果。第三，我想给大家解释清楚，就是服用降压药，收缩压可以从 180 毫米汞柱降到 130 毫米汞柱，舒张压

	收缩压 （毫米汞柱）	舒张压 （毫米汞柱）
1级高血压	140—159	90—99
2级高血压	160—179	100—109
3级高血压	>180	>110
单纯收缩期高血压	>140	<90

本来就是 50 毫米汞柱，那舒张压会降到 0 吗？不可能。降压药是什么作用机制？就是用药前血压越高，它降得越明显。用药前血压不高，降得就很少。所以，比如说我的收缩压是 180 毫米汞柱、舒张压是 70 毫米汞柱，可能吃药后就把收缩压降到 130 毫米汞柱，降了 50 毫米汞柱；舒张压降了 10 毫米汞柱，降到 60 毫米汞柱，最后结果是脉压差变小。

综合利弊，肯定要把收缩压降下来，如果收缩压不降下来，老年人面临很严重的脑中风的危险，所以收缩压要力争降到 140 毫米汞柱以下。如果实在很困难，老年人降到 150 毫米汞柱以下，也可以接受。

温馨提示

收缩压、舒张压无论哪一项增高，都会增加大脑和肾脏的损害，都可能引起心肌梗死、脑中风等严重后果。

随着年龄的增长，血压会出现一些变化。年轻时的脉压差会比老年时的脉压差小。这是正常的血压变动规律。

血压来回波动麻烦大

什么叫血压来回波动呢？比如说，很多患者今天量血压高了，就吃降压药。血压正常就停了，过两天血压又高了，又吃药。这种血压来回的波动变化，就比较危险。对大脑、心脏都很不安全，容易出现脑血管的意外。

我讲一个最沉重的故事，关于我的父亲。他就是对自己的血压不在意，怎么劝他坚持服药，他仍然经常忘记服药，结果反复出现脑中风，最后也是因为脑中风而过早去世了。他要认真服药，我想他再活个 10 年、15 年没什么问题。因为只要把血压控制好，就可以减少心肌梗死、脑中风、心力衰竭的发病率，从而减少总死亡率。因此，控制血压不仅是保护心、脑、肾，而且可以明显延长寿命。

所以我就强调：第一，咱们吃降压药要长治久安，就是即使血压正常了，也不要轻易停药，也不要盲目减量。第二，要选用长效药，一天内不要波动太大。

"宁可忘了一顿饭，别忘了一顿降压药，活一天吃一天"，这是高血压患者保命的最根本的措施。

原发性高血压与继发性高血压

我们对疾病的认识有一个很漫长的过程。能找到原因，有一个明确的疾病，是它引起的高血压，我们把这个病治好了，不再使用降压药，血压可能就正常，或者不需要使用大量降压药血压就正常了，这种情况叫继发性高血压。这个占高血压患者的 5% ~ 10%。

此外，大多数的高血压患者，我们目前找不到一个明确可以纠正、可以治疗的疾病和病因，这种情况叫原发性高血压。

原发性高血压注意事项

原发性高血压，是不是一点原因都找不着呢？我觉得至少有四个方面需要注意。

1.摄入盐多的人血压肯定更容易高，30% 的高血压跟盐摄入多有关系。

2.大家特别注意，咱们亲属中的肥胖者夜里睡觉打不打呼噜。夜里打呼噜的话，一定要注意察看有没有睡眠呼吸暂停。如有就请到医院详查，这个检查，有的设在呼吸科，有的设在耳鼻喉科，有的医院设有专门的睡眠研究中心，到医院住一晚就能查出来。如果有这种现象，这种人血压容易高。这种患者应该去查证，把这个纠正了，血压有可能也能下来。

3.肥胖的人血压容易高。

4.大量饮酒的人。大量饮酒对血压是非常有害的。

这四个方面可以引起血压升高，如果能够在这四个方面进行纠正，有些原发性高血压的因素依然是可以纠正、控制的。

继发性高血压注意事项

哪一种情况咱们应该想到继发性高血压呢？

1.局部性高血压。在初次发现高血压的时候，你不妨让医生帮你量量两个胳膊、两条腿的血压，注意看有没有局部性高血压。如果一条腿的血压特别低，比上肢血压还低的时候，那说明腿上血管可能堵了。如果两侧上肢血压相差很大，血压很低、脉搏弱那一侧，查一下有没有可能是血管病。

2.肾性高血压。肾炎、慢性肾盂、肾动脉狭窄等都有可能导致高血压。高血压患者到医院就诊或者体检时，要查查尿常规，如果有些不明原因的蛋白尿，这时候应该让医院做进一步检查，看有没有肾脏疾病。

3.肾上腺疾病高血压。肾脏旁边有一个很小的腺体，叫肾上腺，它分泌很多内分泌物质。当这个肾上腺的组织增生或者长肿瘤的时候，就会引起血压升高。如果我们发现高血压后按照医嘱，规律服药后，血压还是控制不好，这种情况应该查查有没有继发性高血压。除了考虑肾脏局部因素，医生会根据你的发作特点再做一些检查，比如有没有肾上腺疾病。如果有肾上腺疾病，只要转到泌尿外科，把肿瘤切除，血压就容易恢复正常了。

高血压出现时有什么症状

相当多的高血压没什么特别的、特异性的症状。另外，高血压有没有症状和症状的轻重，跟血压高的程度不一定相关。有些老年人血压测量为180/110毫米汞柱，甚至是200/120毫米汞柱，他没什么感觉。但有些年轻人血压为145/95毫米汞柱，症状就很重了。甚至有些患者脉压差特别小，年轻的时候收缩压130毫米汞柱，舒张压100毫米汞柱，脉压差很小，但症状却特别重。

通常来说，高血压没有什么症状，有可能出现的症状就是头痛、头晕和后颈部发硬、发挺等。

快速降压好吗

好多人得了高血压之后，都希望赶快多吃点降压药，赶紧把血压降下来。那么，快速降压好吗？

其实，冰冻三尺非一日之寒，高血压也不是一天得的，所以降血压也不要太着急，欲速则不达。如果出现高血压危象，比如脑出血、心力衰竭等，我们需要使用短效降压药，使血压很快降下来，同时等待救护车。但对于平稳的慢性高血压，不主张用快速降压药，更主张用长效降压药，让血压逐渐下降。

为什么不用短效药？你要是用短效药，血压降得快，升得也快。血压一天来回波动，这样对身体非常不好。大家应该有耐心，不要求特别快，两三个星期之内降到平稳的水平就比较好。

但也不能消极等待，几个月血压都下不来，这肯定不行。因为血压下降得慢，血压持久升高，对心脏、大脑、肾脏就是一种逐渐积累的损害。如果没有效果，可以去咨询医生看是什么原因，或者调整一下药物，或者增加一点剂量，或者增加另一种药物等。

养生自修堂

高血压突然发病如何急救

在等待救护车来临之前，我们可以为高血压患者做些什么呢？

1.最重要的是尽快打 120 急救电话，尽快转移患者。

2.如果在家，可以先量一量患者的血压。如果血压和平常相比，突然升得很高了，可能最方便快捷的方法就是用药。有些很快速、很便宜的药，比如国产的卡托普利，或者短效的硝苯地平，这些平常咱们不大主张用的短效药，这时可以让患者在舌下含服一片，希望能相对比较快地降压，然后等待救护车转送。

3.如果他是急性心力衰竭，可能就没法平卧，平卧以后回心血量太多，心脏更受不了。这时需要让他坐起来，靠在一边。

高血压患者
这样用药最有效

胡大一 ｜ 北京大学人民医院心脏中心主任，心血管病研究所所长。

　　高血压绝对不是一个新鲜的话题，但是关于高血压用药的问题，很多人还是会有很多的疑问。比如，为什么我就得吃这种药？什么样的人应该吃什么样的降压药？降压药会不会有副作用？是否会有耐药性？得了高血压后，人人都需要吃降压药吗？等等。

健康候诊室

　　悦悦：中国人老说，是药三分毒，大家比较关心的，首先是降压药是否会有副作用。我先问一下，咱们家是谁服降压药啊？

　　观众：我服降压药。

　　悦悦：医生给你开的什么药？

　　观众：给我开的降压0号。

　　悦悦：降压0号，服了多久呢？

　　观众：我服了有半年多了。

　　悦悦：半年多了，因为服的时间比较长，所以比较关心副作用。好，我们再问另一位，那你家谁服这降压药呢？

　　观众：我服降压药，昨天我去测血压，我原先是收缩压140毫米汞柱，舒张压80毫米汞柱，昨天一测收缩压162毫米汞柱，我回家就赶紧服那个地什么片，也是降压的。我有时也是隔三差五就服那么一两次。

　　……

悦悦：胡老师，我觉得这个采访特别有意义，我问出了很多方面的问题，咱们还是先回答大家这个副作用的问题，因为这个是全场观众投票最多、最关心的问题。

降压药有副作用吗

严格来说，没有哪类药没有副作用，没有副作用就不是药。但是目前药店或者医院供大家使用的经过批准的这些降压药，总体来讲是安全、有效的，没有这两条标准也不能够用于临床。

有些患者可能可以耐受某几种药，也可能有个别药物、一些种类药物不能耐受。要在医生的帮助指导下，选择自己能耐受的药物，否则你会觉得哪类药都有副作用，没有一种药敢用了。这里不是说每个人都会出现所有药的副作用，你最多可能出现一种两种，有的人甚至所有药的副作用都没有出现。

降压药有耐药性吗

有句话叫"效不更方"，这是咱们中药的一个传统，意思是一旦有效就不要随便换方剂，这点非常符合降压药物。大家很担心长期服药，一个担心就是会不会耐药。比如我服这个药三五年了，它的作用会不会越来越弱，另外就是药的副作用会不会积累。

如果这个药你服了5年，效果很好，就说明没耐药性，建议不要随便去换药。因为药的副作用一般是在吃药的早期出现，如果你服了几年都没见副作用，说明你很适合这种药。如果这个药服了5年以后，血压上来了，药没变，血压又高了，说明可能用药效果差了，也可能是你的病加重了。这个时候，你显然需要换药或者加药。

频繁换药也是引起血压容易波动、血压控制不好的原因。现在大家吃的都是长效药，一般吃5~7天，血压才开始有明显下降。甚至吃三四个星期，药的效果才发挥到最大。如果药来回换，血压就来回波动，血压控制不好，就不能使血压得到控制。所以，大家服长效降压药要有耐心，要逐渐观察5天、一个星期，甚至两三个星期，再看看效果。

不同高血压患者用药有不同

1. 如果第一次诊断血压高，但又不太明显，比如说收缩压为146毫米汞柱、舒张压为92毫米汞柱，血压高，但是没到达160/100毫米汞柱，不是非常高。那么自己先仔细梳理一下。第一，是不是体重偏胖；第二，是不是饮食口味很重；第三，是不是天天不爱动；第四，是不是酒喝得太多。

如果这四种情况都有，同时血压增高又不太明显，可以通过三到六个月的时间观察，再根据医生的建议决定是否要用药。比如说能不能把盐减下来，把口味重的习惯给纠正，养成一个八成饱、万步路的习惯，把体重减下来。如果夜里有鼾症的，要到医院查查，使用简单的呼吸治疗机，它能把睡眠呼吸暂停纠正。同时把酒量明显减下来。坚持6个月，如果血压正常了，那我觉得就可以不用服药了。

2. 如果说经过多次测量，已经到了收缩压大于等于160毫米汞柱，舒张压大于等于100毫米汞柱，这种患者一方面要注意改变生活方式，同时应该服药。这种情况你只靠改变生活方式，至少短期内很难出现血压完全正常的情况。

3. 收缩压大于等于140毫米汞柱，舒张压大于等于90毫米汞柱，同时患有糖尿病或者发生过心肌梗死、心绞痛、脑血管意外的患者，未来出现复发心肌梗死的危险性更大。对这些患者，除了改变生活方式，一定要用药，把血压控制得更低一点。

用药的同时，别让血糖增高了。比如有些药会增高血糖，医生会建议你用一些不会增高血糖又能降压，对心肌梗死、心绞痛也有疗效的药。

不同季节吃药有讲究

夏天天气比较缓和，高血压比冬天的程度会轻一点，所以有的患者冬天服两种药，夏天服一种药。或者冬天需要服一整片药，夏天服半片药就能管住。具体情况请遵医嘱。

如果你自己把这个规律摸得非常清楚，可以通过季节调整一下，但降压药千万不要隔三岔五服，应该坚持服。

养生自修堂

高血压患者饮食要点——低钠、高钾、高钙

悦悦：关于高血压患者，到底应该怎么吃才对呢？今天我们特别采访了协和医院营养科的于康教授，我们来听听他是怎么说的。

于康：高血压患者饮食的一个基本特点，我们说是低钠、高钾、高钙。所谓低钠，就是高血压患者要尽可能地吃得淡，把盐控制下来，尤其是钠盐要控制下来。

那么，我们要做到什么呢？

第一点，每餐做菜放的盐最好不要超过 1 克。

第二点，注意一些看不见的盐，像酱油、咸菜、榨菜、雪里蕻、豆瓣酱，甚至包括火腿肠、腊肠等，这些食物或者调味品里都有很多看不见的盐，属于高钠食品。限盐的同时，要把对心血管有保护作用的钾离子适当提高。那么钾离子来自于哪里呢？有一部分钾离子来自于我们吃的绿色蔬菜、水果，还有相当一部分钾离子来自我们日常吃的菌类等，大家每天的餐桌上最好都有一道菜是菌类。然后每天吃一到两个水果，在血糖不高的情况下，可以适当选择香蕉、西瓜等富含钾离子的水果，对于补充钾离子是比较有帮助的。

第三点，很多血压高的朋友在高钠饮食的同时，他吃的食物里面含钙非常低，这个对高血压的控制是不利的。因此，希望大家注意每天保证一定量牛奶的摄入，为高血压患者提供比较丰富的钙来源。同时注意豆制品等的摄入，也可以辅助性补钙，每天晒一晒太阳来补充维生素 D，将有助于钙的吸收。

同时，大家还要注意控制体重，再加上放松心情，适当运动，规律生活，把睡眠保证好，这几条综合措施就构成一个良好的生活方式，结合"低钠、高钾、高钙"的原则，就能通过非药物手段把血压控制到一个比较理想的状态下。

高脂血症——
身体的隐形"杀手"

陈红 ｜ 中国老年学学会心脑血管专家委员会副主任委员，北京大学人民医院副院长。

　　高脂血症是指血脂水平过高，可直接引起一些严重危害人体健康的疾病，如动脉粥样硬化、冠心病、胰腺炎等。一般情况下，高脂血症的发病率随着年龄的增加而有升高的趋势，年轻患者也有明显增加的趋势。调查显示，2015 年，我国成人血脂异常患病人数已达 1.8 亿。

健康候诊室

　　悦悦：节目一开始，首先请大家看一张图片，认真看，观察颜色、质地，这是试管当中的，它会是什么呢？

　　观众甲：血液。

　　观众乙：这是人体流的血液。

　　观众丙：血里面含的油吧。

　　悦悦：这是血里面含的油。可能有人说了，这是不是奶酪，是不是麦乳精冲的这个东西，我一说是试管当中，大伙说这会不会是血液呀。告诉你，这就是不久之前，在一则新闻当中出现的一个孕妇去体检时抽出来的血液。那么，为什么血液是乳白色的呢？如果我们的血液出现这样的问题，对我们的健康会有什么样的危害呢？

血脂是什么呢

血脂其实在血液里面的种类很多，不止一种。但是对医生和患者来说，血脂最主要是指两种，一种是甘油三酯，一种是胆固醇。

正常情况下，血脂也是非常重要的，它是一个重要的能量来源。另外，它也是我们身体内合成一些物质的重要原料。比方说，我们吃饭就需要消化，消化离不开胆汁，那么胆汁合成的一个最重要原料就是胆固醇，即血脂。

血脂是怎样在身体里运行的

举一个例子，一般人如果什么工具都不借助，很难在大海里面行走。但是如果你坐在潜水艇里面，你就可以在海里边游走，甚至待一天两天都没有问题。

我们身体内的血脂实际上也是被运载到那个所谓的"潜水艇"或者"车"里边。然后，所谓的"潜水艇"或"车"带着这个血脂，在血液里面运行，给我们提供能量，到各个地方去发挥它的作用。人体内这个"潜水艇"或"车"，我们把它叫作脂蛋白。

血脂也分好坏吗

在人体内运输血脂的这个"小车"，简单地说有四大类，分别叫低密度脂蛋白、高密度脂蛋白、乳糜微粒和极低密度脂蛋白。

高密度脂蛋白是"好"的，因为它是把斑块里的胆固醇往外运，这样斑块就不容易长大。而低密度脂蛋白是往斑块里面运胆固醇，斑块里的胆固醇会越来越多，这个斑块就

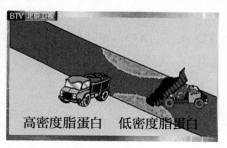

高密度脂蛋白　　低密度脂蛋白

温馨提示

低密度脂蛋白携带胆固醇进入血管内，堆积在血管壁上；高密度脂蛋白将血管壁上堆积的胆固醇运出血管外。所以说，低密度脂蛋白是"坏"的，而高密度脂蛋白是"好"的。

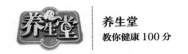
长得越大，进而堵塞我们的血管。

如何看血脂检测报告单

对于医生和患者来说，血脂主要是甘油三酯和胆固醇。从这个表我们

可以看到，"患者三"主要是甘油三酯高，我们叫高甘油三酯血症患者。"患者二"主要是胆固醇高，不管是低密度脂蛋白胆固醇，还是总胆固醇，都比较高。

	北京大学人民医院检验报告单				
	检验项目	检验结果	单位	标志	参考范围
患者一：	高密度脂蛋白胆固醇	1.3	mmol/L		1.0-2.2
	低密度脂蛋白胆固醇	3.83	mmol/L	II	1.9-3.5
	胆固醇	6.98	mmol/L	II	2.9-6.5
	甘油三酯	2.93	mmol/L	II	0.45-1.7
患者二：	高密度脂蛋白胆固醇	2.0	mmol/L		1.0-2.2
	低密度脂蛋白胆固醇	4.21	mmol/L	II	1.9-3.5
	胆固醇	7.10	mmol/L	II	2.9-6.5
	甘油三酯	0.93	mmol/L		0.45-1.7
患者三：	高密度脂蛋白胆固醇	1.8	mmol/L		1.0-2.2
	低密度脂蛋白胆固醇	2.45	mmol/L		1.9-3.5
	胆固醇	4.32	mmol/L		2.9-6.5
	甘油三酯	5.93	mmol/L		0.45-1.7

有时候我们患者甘油三酯也高，胆固醇也高，那么

他就和图中第一位患者的情况类似。糖尿病、肥胖的患者特别容易出现第一种情况，就是甘油三酯高、胆固醇也高。

温馨提示

化验单上标明的胆固醇和甘油三酯两项，其中有一项以上高就叫血脂高；两者都高的情况常见于代谢综合征或糖尿病患者。

血脂异常的两大原因

血脂异常可分为两大类原因，第一类是先天异常，其实这种先天性的非常罕见，只有五百分之一，甚至是一万分之一的发生率。第二类，最主要的其实还是后天性的，跟我们的生活习惯相关。比方说你爱吃油炸食物、爱吃肥肉、喝酒多等，都会引起甘油三酯的增高，这是和饮食相关的。另外，运动少也可以引起血脂增高。

还有一些和我们的疾病有关系，比方说糖尿病患者的血脂通常也会高一点。

温馨提示

血脂高的原因有先天和后天两种，其中先天和遗传有关，后天则和饮食、生活习惯、某些疾病相关。

当心！眼内角长小包可能是血脂异常的表现

胆固醇增高特别严重的患者，可能在皮肤上会出现一些异常，比方膝盖出现一个个斑块。还有就是在眼内角的地方出现一个个斑块，这些斑块我们叫黄素瘤。

大部分血脂高的患者是没有这种表现的。反过来说，如果你有了这种现象，那就高度提示你血脂高了。

我在门诊碰到过一个患者，她眼内角生长了一个斑块。她跟我讲，她用针刺了三次，她觉得眼角长这个斑块挺难看的。实际上，她这么做是没有用的，因为真正的问题是她血脂高，但是她始终想不到要查血脂，所以耽误了很长的治疗时间。

养生自修堂

苹果形肥胖者更易得高脂血症

肥胖也分类型。一种我们叫中心性肥胖，说通俗一点，就是苹果形的；还有一种，我们叫鸭梨形的。中心性肥胖者非常容易得心脑血管病。所以如果你肥胖，同时血脂又高，

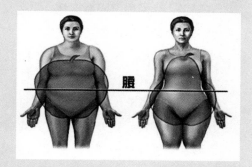

又是苹果形的身材，那你就更要注意减肥。同时，要更积极地来降低血脂。梨形肥胖跟苹果形肥胖比，也可能血脂偏高，但相对安全一些。

控制血脂异常有良方

陈红 ┃ 中国老年学学会心脑血管专家委员会副主任委员，北京大学人民医院副院长。

据 2002 年第四次全国营养调查结果显示，我国成年人血脂异常患病率为 18.6%，估计有 1.6 亿人血脂异常。这个数字还在逐年增加，近些年来增加更加迅速。血脂异常是多种致命疾病的高危因素，必须引起重视。

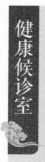
健康候诊室

悦悦：前面我们大家共同了解了一下血脂异常到底是怎么回事，如果想要很好地控制血脂异常情况，有什么好的治疗办法没有？

陈红：对血脂异常的患者来说，注重生活方式和细节应该说是最基础、最安全的一个治疗，而且有时候也非常有效。我曾经有过一个患者，40 多岁的男性。有一天我正看门诊呢，他一推诊室的门进来了，我说你已经看完病，怎么又来了。他说，陈医生，我今天就来看看你，告诉你我现在血脂、血糖还有血压都正常了。我挺感兴趣，就问他，你怎么做的啊？他说，我体重减了 10 千克。

悦悦：减了 10 千克？

陈红：我说，你怎么减的？他说，我现在上班不开车了，天天从家走到单位。另外，我每个星期会打两场球。还有，在吃东西方面我也特别注意控制了。原来他比较爱吃肥肉，他说现在也不吃肥肉了。在最近半年里，他体重减了 10 千克，血脂、血压、血糖都正常了。所以，有时候注重生活方式很有效。

悦悦：其实，改变生活方式往往是最容易，但也最难坚持的。

血脂检查前的注意事项

如果你已经有冠心病、糖尿病、脑中风，那么你每年至少应该做一次体格检查。如果说你只是有危险因素，如高血压、抽烟等，最好每年也检查一次。另外，45 岁以上的男性或者绝经期的女性，至少应该一到两年做一次健康查体。

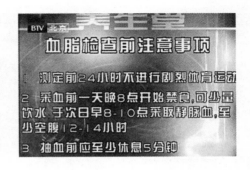

需要注意的是，体检之前，头一天晚上吃过饭以后，第二天早晨千万别吃饭，也就是要空腹。高脂血症患者要特别注意，就是早晨不吃早饭，有时候还不够。除了一般的抽血注意事项以外，在抽血的前一天，从午饭开始基本上就要保持清淡饮食。

血脂检测正常的人就不用降血脂吗

右图是一位冠心病患者的血液中低密度脂蛋白胆固醇水平的一个表格，是一个检验结果，检验结果是 3.01 毫摩尔 / 升，参考的标准范围是 1.9 ~ 3.5 毫摩尔 / 升。问题就是这个患者看指数是正常的，需要降血脂吗？

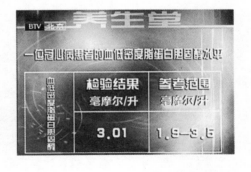

答案是这个患者需要降血脂。首先他是一位冠心病患者，虽然他的检测结果是 3.01 毫摩尔 / 升，比 3.5 毫摩尔 / 升要小，但是 3.01 毫摩尔 / 升的水平对冠心病患者来说已经太高了。换句话说，他如果一直维持这个水平的话，那么他那个血管里的斑块会生长得非常快。在这种情况下，要让斑块生长变慢或者不生长，就必须把他的血脂再降降。

也就是说，如果已经有糖尿病、高血压等其他的疾病了，那么他的安全血脂数值跟这个参考值是不一样的，我们不应该用这个参考值去作为这些已经生病的人的检验标准。

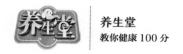
血脂危险分层

危险分层，就是说对不同危险程度的血脂患者，治疗要求是不一样的。具体可以看看下面这个表格。

第一类，冠心病和糖尿病患者，我们叫高危患者。第二类，高血压、肥胖、吸烟或者年龄比较大的患者，可以单纯地把这些因素控制住，我们叫中危患者。什么危险因素也没有，既年轻也没有上面这些问题的，我们叫低危人群。

我们可以看到，高危患者的血脂治疗目标值是 2.58 毫摩尔 / 升，刚才那个患者是 3.01 毫摩尔 / 升，显然没有达到目标值，所以还要通过治疗达到目标值。而对于低危人群来说，血脂达到 4.14 毫摩尔 / 升时才需要治疗。

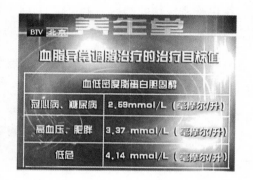

温馨提示

大家一定要记住，根据自身的情况看看低密度脂蛋白胆固醇控制在多少是安全、健康的。冠心病、糖尿病患者是 2.58 毫摩尔 / 升，高血压、肥胖患者是 3.37 毫摩尔 / 升，如果是年轻人、健康的人，则是 4.14 毫摩尔 / 升。不同人群降脂目标值不同，必须区分对待。

贸然停药危害特别大

有冠心病患者问，我把低密度脂蛋白胆固醇水平控制到 2.58 毫摩尔 / 升了，我可以停药吗？

其实到现在为止，还没有任何证据说明到达 2.58 毫摩尔 / 升以后就可以停药，因为停药以后，就会有看得见的不良作用和看不见的一些危害。比方说，有个冠心病患者血脂是 3.01 毫摩尔 / 升，服了他汀类药物以后，血脂降到了 2.23 毫摩尔 / 升，基本上符合要求。所以他觉得自己已经正常了，就把药停了。停了以后，很快这个血脂水平就回升了，停药以后大概两个星期，就到了 2.83 毫摩尔 / 升。如果他不服药，血脂水平还会继续回升，这就是看得见的不良作用。

在看不见的危害里面，最主要的就是对血管内皮的影响。血管最里边有一层膜，我们叫作血管内皮。它的作用不光是挡住血液，不让血液流到血管外面去。同时，它还有极其重要的防病作用，可以防止血栓形成，可以防止动脉粥样硬化形成。所以，这层膜的功能越好，就越不容易得冠心病、脑中风。

从下图中我们可以看到，这个患者在吃药前，他的血管扩张程度是 6.5%，吃上他汀类药物以后呢，扩张程度变成了 11.3%，值明显增高了，说明它的内皮功能在吃药以后改善了，血管能够扩张得更大一点了。但是停药后一个星期，血管扩张程度就变成了 3.3%，还不如吃药之前的高呢。

这说明停药以后，他的血管内皮功能变得比吃药之前还差。所以，我们一般是不主张轻易停药的，你可以在医生的指导下来调整药物。

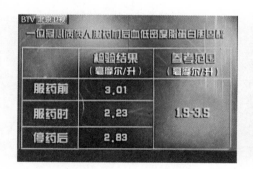
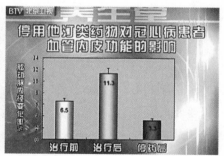

常用的降脂药有哪些

目前临床上常用的主要是两类：一类叫他汀类药物，另一类叫贝特类药物。这两类药物都能降甘油三酯和胆固醇，但是它们的侧重点不一样，他汀类药物主要是降胆固醇的，贝特类药物主要是降甘油三酯的。

所以，可以根据血脂高的不同类型，来选择不同的药物。

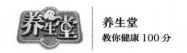

降脂药服用时间有讲究

原来我有一个患者甘油三酯高，服药服得很好，效果也不错。过段时间复查，结果他的甘油三酯水平又上去了。我就问他，你最近是不是不注意饮食啊？他说没有啊。后来我又问，那现在你的药是什么时候服？他说：对，你一说我想起来了，我的药物改成晚上服了。我说你为什么改晚上服啊？他说人家说了，降脂药不就该晚上服吗？

结果，把服药时间改到晚上以后，他的甘油三酯水平又控制不住了。所以，选择好服药的时间是非常重要的。严格来说，这个药应该怎么服，是由这个药本身的特性和人体本身的特性决定的。

我们知道，胆固醇大部分是靠人体自身合成的，那人在什么时候合成胆固醇最旺盛呢？是在半夜三更的时候。那么你就应该晚上睡觉前吃他汀类药物。当你吃药以后，胆固醇合成量最大的时候正好是药效发挥最佳的时候，可以最大程度地阻止胆固醇的合成。

甘油三酯主要是靠我们吃进去的食物合成的，而我们吃饭的时间是在白天，因此你如果服贝特类药物，目的是降甘油三酯，那么应该在早餐前半小时服。

温馨提示

服用他汀类药物，目的是降胆固醇，应该在晚上睡觉前服；服用贝特类药物，目的是降甘油三酯，应在早餐前半小时服。

注意！他汀类药物并非适合所有人

应该说，他汀类药物适合于绝大部分高胆固醇血症或者有胆固醇增高症的患者，但是也有一部分患者是不能服用他汀类药物的。如患有活动性肝病和胆汁淤积型肝炎的患者，千万别用。总而言之，如果肝脏有比较严重的毛病，是不能用这一类药物的。此外，服了他汀类药物以后，副作用反应特别大，也需要注意。

温馨提示

下列两类人禁用他汀类药物：第一类，活动性肝病患者；第二类，服用后副作用反应强烈者。

降脂药有副作用吗

是药三分毒，没有哪种药完全没有副作用，如果有，要不是卖假药的，要不它就是不科学的。

他汀类药物的副作用，大家比较关注的主要是两大类：一类就是对肝脏的副作用。它的主要表现是转氨酶增高。为慎重起见，患者服药以后每个月需要复查一次血，如果一个月中转氨酶没有问题，服药效果也很好，副作用也没有，三个月以后再复查一次。如果半年之内效果仍然还很好，那就一年查一次就行了。

第二类副作用是肌肉的问题。主要表现是肌肉不舒服、无力或者酸痛等，也有的患者可能没有什么表现，一查血，发现血里面的磷酸肌酸激酶增高了。但是，这个副作用的发生率就更低了，为几万分之一甚至是十万分之一。

所以说，他汀类药物总体是比较安全的。

温馨提示

大家如果经常去医院，因一些慢性病经常要看医生，请将保留好的病历本都带齐、带全。同时，开药的时候一定要告知医生自己正在服用什么药，这样有助于医生做出更准确的判断和开出适合自己的药物。

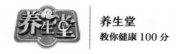
管住你的嘴、迈开你的腿

说到管住你的嘴，就是关于怎么吃东西的问题，如多吃蔬菜、水果啊，等等，大家说得已经很多了，我在这儿不再重复。但是有一点我要特别强调，怎样才能管住你的嘴？我们是需要循序渐进的。

比如，一顿饭就减一口或者两口馒头，也许半个月以后，你就适应少这一口两口了的饭量；等一个月以后你完全适应了，你继续在原有基础上再减掉一口两口……这是一个逐渐的过程，需要慢慢地减。你也别弄得自己太难受，不然很难坚持下去。

那么，对于迈开你的腿呢？我也给四个字：简便易行。

迈开你的腿，其实就是指运动，比如一打保龄球、高尔夫球、网球、游泳、爬山、骑车，还有练瑜伽、跳舞等，形式非常多，你一定要选择一种对你来说简便易行的运动，而且最好能和你的日常工作融为一体的，只有这样你才能坚持。

养生自修堂

所有人都适合生活方式减脂吗

生活方式调节是最基础、最安全的一种方法，应该说所有血脂高的人，都需要进行生活方式调节。但并不是所有的人通过生活方式的调节，就能够把血脂降下来，还有一部分人是需要配合药物治疗的。

如果说你的血脂不是太高，那你首先可以用单纯的生活方式调节，迈开腿、管住嘴。进行三到六个月以后，如果你的血脂已经正常了，你就可以不吃药，继续保持这种健康的生活方式。如果三到六个月以后，你的血脂还是不正常，那可能就需要吃药了，这是一类人。

还有一类人，一开始他的血脂水平就很高，这部分人就应该在生活方式调节的基础上，同时进行药物治疗。

自我战胜糖尿病，
饮食尤为先

杨金奎 | 北京同仁医院内分泌科主任、教授。

据最新调查的数据显示，中国人的糖尿病发病率已达到 11.6%。也就是说，按现在 13 亿多人口计算，我国糖尿病患者数量达到了 1.6 亿以上。更为可怕的是，其中成人糖尿病前期率达到了 50.1%，这一数字在警告我们，每两个成年人当中，就有一个会成为糖尿病患者或者糖尿病的潜伏人群。

健康候诊室

悦悦：对于好多养生知识，大家肯定比我熟啊，比如很多人说，糖尿病是吃出来的，这一点大家同意吗？

观众：同意。

悦悦：那大家来说一说，糖尿病患者有没有什么不能吃呢？这个问题应该不难吧，我们问问这位阿姨。

观众：应该是什么都能吃。

悦悦：什么都能吃。

观众：对，就是要注意。

悦悦：就是要注意，要注意什么呢？

观众：注意量。

悦悦：有没有人跟你说过，糖尿病患者只要是甜的都不能吃？

观众：不是这样。

悦悦：可能很多人都说糖尿病是吃出来的疾病，它跟吃之间的

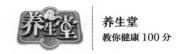

关系肯定是非常密切的，在吃的方面，有很多需要注意的东西。美食当前，我该怎么选择呢？

糖尿病患者可以吃西瓜、葡萄吗

并不是说糖尿病患者都不能吃西瓜、葡萄，要看不同的个体和不同的时期。比如说西瓜，它的含糖量其实并不高，所以你吃点西瓜没事，吃半个就嫌多了。当然，有些患者在血糖控制好的情况下，多吃一点也可以。如果血糖控制非常差，就要少吃一点。

除了含糖量之外，还要注意食物的升糖指数，升糖指数是一个医学术语。按理说，水果的含糖量都不如主食那么高，比如说500克葡萄，它的含糖量要远远低于500克大米。但是往往你能吃下水果，却吃不下250克的米饭。所以说，如果总量不控制，特别容易导致血糖升高。

在家测血糖注意事项

在家里使用血糖仪器测血糖时，有一些注意事项。第一件事，先甩手；第二件事，擦一下酒精就够了，不要来回涂，然后等它自然风干，要不然酒精混到血糖仪里面，也会影响数值。有人习惯捋手指，应该是在扎针之前捋，不是在扎完针之后使劲挤，那样容易把组织液带进去，也会影响数值。

此外，有的血糖仪条码不对，现在仪器都可以自动对条码，有些血糖仪仍需要人工对条码，如果条码错了，那影响就大了。再一个就是血糖仪试纸的存放，如果试纸存放不当，比如说温度过高，或者是时间长了，有些已经过期，这样测出来的结果也不可靠。

还有一点，在家里测得的血糖结果只能作为参考，还必须要结合医院检测的结果。比如说一到三个月查几次血糖，特别要查一次糖化血红蛋白。如果说这些值跟你测的值差别较大，那就要怀疑在家中测的结果是否可靠了。

温馨提示

　　空腹小于 6.1 毫摩尔 / 升，餐后小于 7.8 毫摩尔 / 升，这个是正常的血糖值。中老年人不需要这么严格，也就是说空腹在 7 毫摩尔 / 升以下，餐后在 10 毫摩尔 / 升以下就可以了。

喝酒的副作用

　　酒精是粮食的精华，它的热量差不多是等量粮食的 2 倍。500 克酒精产生的热量，接近于 1 千克葡萄糖产生的热量。

　　同时，喝完酒以后，糖尿病患者如果不及时服药，不吃主食，特别容易低血糖，还容易诱发低血糖昏迷，甚至造成生命危险。

　　有些患者说，我喝了酒以后血糖还降了。的确有这种可能性，但是长期来看，体重容易增加。另外，胰岛素会变得越来越不敏感，打的胰岛素量会越来越多，服药的作用也差了，只有加量，从而导致不良循环。所以从长远来看，酒喝得太多是不行的。

粗粮的效果真有那么神奇吗

　　粗粮似乎是比细粮好一点，它吸收得慢，但是它的效果也没那么神奇。有些人认为粗粮能降血糖，那就不对了。粗粮也能升血糖，吃多了和细粮一样，它的好处是非常有限的。而且也没有必要刻意只吃粗粮不吃细粮，因为粗粮有粗粮的好，细粮也有细粮的好。

　　有人建议粗粮、细粮搭配吃，比如粗粮放 50 克，细粮放 200 克，一家两口吃挺好，大家也能吃得惯。

馒头、米饭、面条，谁的升糖效果更快

　　什么是升糖指数呢？葡萄糖根本不用消化，我们以此作为 100，就是葡萄糖吸收的速度。那米饭的速度是多少呢，是 80；馒头呢，也是 80。面条因为它有嚼劲，吸收就慢，大概在 40。

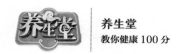
平均来看，精白馒头和米饭的升糖指数，在吃同样的量的情况下，它们的升糖速度是一样的。一般米饭是一口一口吃，面条是呼啦一下子吃，结果差不多。但在速度相同的情况下，吃面条的升糖速度比米饭是要慢一点的。

温馨提示

对于糖尿病患者来说，想要让血糖平稳，吃饭慢些好，尤其是吃主食的时候。特别是喝粥，喝粥升糖速度特别快。面条跟粥比消化得慢，但是吃的速度容易快，所以吃面条别太快了。

饮食搭配好，升糖速度慢

我们现在吃饭，蔬菜跟米饭是一块吃的，这样综合起来，你这一顿饭的升糖指数就降低了。体积这么大，可能只有 1/4 是米饭，3/4 是蔬菜，蔬菜跟它综合以后，升糖指数就下降了。

所以还是要搭配起来吃。绝对不是说我吃馒头，就馒头蘸酱，这样只吃主食，升糖速度会很快的。如果把馒头加上菜，菜多一点，馒头少一点，同样可以满足饱腹感，这个升糖指数也大大下降了。

蔬菜可以敞开吃吗

蔬菜也分种类，叶类的，特别是绿色蔬菜等，基本上可以敞开吃，不用特别限制。其次是瓜类，像黄瓜、西葫芦这些，就比叶类蔬菜含糖量高一倍，甚至还多。再有就是胡萝卜，它的含糖量更高一些。

在荷兰，主食几乎都是用土豆代替，不吃别的。因为土豆就是主食，山药、莲藕也是。豆类的含糖量介于蔬菜和主食之间，比西葫芦的含糖量还要高一些，也要适当注意。

哪类蔬菜最宜吃

对于糖尿病患者来说，应该尽量吃叶类蔬菜，它不光是含糖量低，可以降低血糖的上升速度，同时还可以补充膳食纤维。膳食纤维被一些营养学家认为是人体需要的第七大营养元素，它尽管不吸收，但是对人体有好处。糖尿病患者很多容易便秘，多吃含可溶性膳食纤维较多的食物，如叶类蔬菜等，可以通便。

糖尿病患者可以吃肉吗

我们也不要过分强调，糖尿病患者不能吃肉等含油脂较高的食物，因为油脂也是我们需要的物质，其中含有人体必需的脂肪酸，也提供能量。同时，还含有一些脂溶性的维生素。

大家知道，一般的猪肉含的油脂挺多的，瘦肉含油量是 55% 左右，就是含脂肪 55%。什么样的肉含脂肪少呢？像鱼肉、鸡肉等白肉就相对少得多。所以，吃肉首先还是要在总量上加以要控制。一般来说，一天吃 100 ~ 150 克的肉类是比较合适的。

养生自修堂

糖尿病患者饮食搭配比例

肉、主食、蔬菜，以前我们讲过一个 1：2：3 的比例。其实，1：2：3 可改成 3：6：9 或 2：4：8，然后再来一点水果，会更加合适。

对于身材较瘦的糖尿病患者，就是 3：6：9，即每天 3 两（150 克）肉、6 两（300 克）主食、9 两（450 克）蔬菜，然后还可以再吃一点水果。对于身材较胖的糖尿病患者呢？就是 2：4：8，即每天 2 两（100 克）肉、4 两（200 克）主食、8 两（400 克）蔬菜，再搭配一点水果。

控制好血糖，功夫在日常

杨金奎 | 北京同仁医院内分泌科主任、教授。

糖尿病在我国是最常见的慢性病之一。随着互联网的不断发展，大家获取糖尿病相关知识的途径越来越多。但是很多患者往往更加关注糖尿病的检查和用药等环节，却对日常生活中的自我护理缺乏足够的了解。

其实，做好自我护理工作，可以使控制血糖达到事半功倍的效果。

健康候诊室

悦悦：大家觉得，糖尿病患者在生活当中有哪些小细节要注意呢？

观众：第一个，肯定是要避免高糖、高热量食物的摄取。

悦悦：吃的方面要注意。

观众：第二个，作息时间要规律。第三个，我觉得要加强运动。

悦悦：作息规律，加强运动。

观众：对。

悦悦：那还有什么别的？大家知道血糖升高之后，对全身都会有影响。那还有没有别的什么细节要注意？还想得出来吗？比如说，一旦生活当中糖尿病患者出现了一些磕磕碰碰。

观众：特别不容易好。

观众：特别不容易痊愈。

悦悦：在生活当中，还有哪些细节需要我们注意呢？

……

身体出现小伤口无所谓吗

糖尿病患者在生活当中一旦因磕磕碰碰，出现小伤口，一定要引起重视。因为糖尿病患者发生感染的概率和后期出现恶化的概率，都远远高于普通人。所以，此时伤口的处理非常重要。

如果创口表面上有什么脏东西，可以先拿清水稍微冲一下，然后蘸点盐水，沿着这个创面擦一下，可以把表面的脏东西擦掉。酒精不要直接擦在伤口上，否则会比较疼。可以在创口的边缘涂一点酒精来消毒，在消毒时大家要注意，涂酒精是从里往外以画圈的方式进行的。

家里要是有碘伏，也可以用碘伏，蘸上碘伏擦拭一下就可以了，不要反复来回地擦。小的伤口最好不要包扎，因为这样对伤口愈合不太好，还要避免让伤口接触水。

如果皮肤没有破，最好用碘酒消毒，这样消毒最彻底；如果皮肤破了，一般不用碘酒，也不用酒精，用碘伏会比较好。

夏季没有食欲，正好可以控制饮食吗

有人觉得夏季没有食欲，正好可以控制饮食，我要说的是不能这么没有规律地减肥，即使控制体重，也必须是在有规律的前提下进行的。特别是在夏季，人的体力消耗比较大，需要的热量可能比冬季还高一些，这个时候就更不能不吃东西来减肥，这样对身体是有害的。

特别对于糖尿病患者来说，夏天流汗多很容易造成低血糖，也容易导致矿物质的流失，脱水比较厉害，如果脂肪、蛋白质再摄入不足，很容易导致水电解质平衡紊乱。往往还容易诱发高渗状态，甚至出现高渗昏迷，对糖尿病的病情控制不利。

血糖的控制需要平稳、规律地饮食，如果不规律，从长远来看，对血糖和体重的控制都没有好处。

水果该怎么吃

水果里面的含糖量其实很难界定，我们往往是根据口感来判断。如今大家对养生非常关注，知道的知识也比较多了，比如说，香蕉尽管不甜，但是它含糖量特别高，跟荔枝一样，都属于高含糖量的水果。比如说西瓜，有的时候感觉它很甜，但西瓜属于低糖量的，它的含糖量在5%左右。所以说，含糖量高低和口感是两回事。

低糖的水果，如果是吃得很快，大量地吃，升糖的速度也很快。高糖的水果，比如说提子、桂圆、菠萝等，对于血糖控制不好的人来说，就尽量不要碰了。

温馨提示

水果含糖量排名

含糖量在4%~7%的水果：西瓜、草莓、白兰瓜等。

含糖量在8%~10%的水果：梨、柠檬、樱桃、哈密瓜、葡萄、桃子、菠萝等。

含糖量在9%~13%的水果：苹果、杏、无花果、橙子、柚子、荔枝等。

含糖量在14%以上的水果：柿子、桂圆、香蕉、杨梅、石榴等。

想运动就运动，不想运动就不运动，可以吗

运动首先要做评估，并非所有的糖尿病患者都适合运动。最好你先在跑步机上试一下，因为跑步机有心率检测。心率在120次左右这样的运动，对于大多数人是适合的。年轻人跟老年人还有区别，或者再具体一点计算，用170减去年龄得出来的值，就是你运动时候的心率，这个运动就是有效运动。

比如说你是20岁，那170减20就是心率在每分钟150次，运动时的心率处在这样的标准才是适宜的。如果是一个70岁的人，心率就是100次，对于糖尿病患者来说，就是一个中度的运动。

比如说2型糖尿病患者，我们一般不建议他们做中等强度以上的运动，也就是轻微的运动就行了。还有一些严重并发症的患者，也不适合剧烈运动。再一个就是有心脑血管风险的患者，对他们来说，运动的好处很有限，

但是坏处很明显，可能一下子诱发心肌梗死，那就得不偿失。以上这些患者要尽量限制运动，或者说做有规律的轻度运动。

大多数的糖尿病患者都适合中等强度、有规律的运动，就是既要保证有一定的强度，还要有一定的时间规律，比如每天坚持半小时左右的运动。

特殊糖尿病患者的"运动处方"

2 型糖尿病患者、心脑血管疾病患者，或者有糖尿病视网膜病变、肾病等并发症的患者，必须在医生指导下运动，由医生来为你开"运动处方"。

如果是一般情况，我们建议大家用 170 减去你的年龄，得到的数值代表的心率是有效运动心率。按照这个标准每天先完成 10 分钟的热身，然后是 30 分钟的正常运动，一个星期运动 5 次。即经常说的一三五七，就是每天 1 次，每次有效时间 30 分钟，每周 5 次，然后七就是 170 减年龄。

比如打太极拳、散步、跳健身操等运动，对于有些年龄比较大的 2 型糖尿病患者，并伴有心脑血管疾病的，还是比较适合的。像快步走，对于大多数糖尿病患者来说，进行 10~30 分钟都是可以的，有些人时间还能长一点，应根据自己的情况而定。

糖尿病患者运动注意事项

1. 在运动的时候，建议所有的糖尿病患者身上挂一个明显的标志，写明你是糖尿病患者，你的联系方式，你家人的联系方式，或者是主治医生的联系方式，等等。单独运动的患者一定要有这个提醒标志，就是所谓的警示牌，假如出了问题以后，可以尽早联系相关的人。

2. 带两三块糖果，不是那种甜味剂做的糖果，是真正的糖，哪怕是家里的白糖也可以。如果突发低血糖，可以赶快吃一块糖果，光吃这个还不行，同时还要带几块饼干。什么意思呢？我举一个例子，就是家里的炉火快灭了，你赶快扔一个纸团，火马上就燃起来了，但是这个火一会儿又灭了，对吧。吃糖相当于加纸团，让火一下子烧很旺，但是别忘了还要加柴火，就是加点饼干，让火持续久一点。因为患者还要花时间跑回家，才能采取其他有效措施。

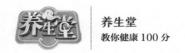
限制喝水有利于糖尿病吗

从字面上理解，糖尿病就是尿多嘛，那我少喝一点水，不让它尿了不就行了，实际上这样只会适得其反。

为什么呢？糖尿病患者尿多不是一件坏事，因为他的血糖高得厉害，从尿中可以排出去一些，这本身是一个自我保护，不让血糖高太多的生理机制。但是这个时候又会把水分带出去，所以说一定要把水分补充足。

我们正常人一天的需水量是 2000~2500 毫升。我们吃进去的食物里面本身含水，三顿饭加起来，大概有 1000 毫升。另外一个就是人体代谢，所谓内生水，我们吃进去的食物经过能量代谢以后产生的内源性的水大概是 500 毫升，所以剩下来的，我们普通人一天大概需要补充 1000 毫升的水。糖尿病患者尤其需要重视补水。

养生自修堂

糖尿病可逆吗？

所谓可逆是指在短时间内，比如说一年、两年，通过一些方法可把血糖控制到正常水平，甚至在正常水平以下。但是总体而言，糖尿病是一个进展性的疾病，将来血糖还是会高上去，不会说因为一两年血糖正常了，然后就不发展了，这个很难。

所以一直重视控制血糖水平，让糖尿病不要发展太快，这样并发症出现的几率也会下降。

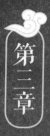

第三章

胃肠不适，
警惕胃肠闹情绪

　　近年来，随着人们工作压力的增大、饮食的不规律、情绪的不稳定等，胃肠病的发生率越来越高，也越来越趋年轻化。很多人平时对胃胀、胃疼、消化不良等胃肠小毛病不加以重视，最后酿出了大毛病，严重者甚至导致胃癌。因此，我们要学会了解胃肠不适背后所隐藏的疾病，从而更好地预防胃肠疾病的发生。

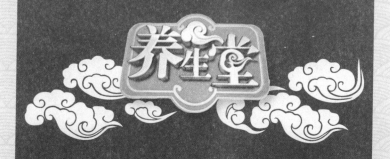

胃胀得难受!
是肝胃在耍脾气

张声生 | 首都医科大学附属北京中医医院消化科主任、医学博士。

　　胃胀不仅与脾胃功能有关,与我们的情绪也息息相关。胃的产气和排气功能发生障碍、不良饮食习惯都会导致胃胀。中医认为,脾胃气滞是导致胃胀的主要病因。同时,肝脏在五脏里是与情志相关的,忧思恼怒都跟肝有关系。肝主疏泄,它能够协调人体的整个消化系统,因此肝的疏泄功能失常时,就会出现脾胃的功能失常。

健康候诊室

　　刘婧:在今天节目的一开始,我想请在座的各位观众跟我来做个小游戏。这游戏特别简单,我们小的时候都学过造句。造句怎么造呢?我给大家三个中心词,把这三个词连成一个句子,来看看大屏幕,十分钟、生气、三千米,这三个中心词,大家想一想。

　　观众:我约朋友去公园,本来说好等他十分钟,结果他半小时后才到,我一生气,就跑三千米回家了。

　　刘婧:一生气就跑三千米回家了,证明公园跟家离得挺近的,真好!大姐你写得怎么样了,给我们念念。

　　观众:一个人如果生气十分钟,等于生命旅途缩短三千米。

　　刘婧:多好!多有文采!那么,生气到底会给我们的身体带来什么样的健康隐患?

这些疾病都是生气惹的祸

生气造成的疾病有很多，比如脸上长色斑、秃顶等。有的人生了一场大气，早晨起来发现头发掉了，很多人总以为是鬼剃头，其实那跟情绪紧张、大怒都有密切关系。还有其他疾病，如胃胀、乳腺增生、子宫及卵巢疾病、肿瘤等，都与生气有关。

现在很多女性因气色不好想去调养一番，中医师都会让她们不要思虑过度，不要老生气，生气时也不要老憋着。因为怒伤肝，而肝主情志，生气对身体健康不利。

胃胀是胃的事，为何与肝脏相关

中医认为，肝脏在五脏里是与情志相关的，忧思恼怒都跟肝有关系。肝脏是"将军之官"，一听将军，我们马上可以想到：运筹帷幄，决胜千里，脾气也很大，别人只能顺着他，而不能逆着他。如果逆着他，他就容易出现问题，于是整个指挥系统就不顺畅了。

人也是一样，肝郁时，情绪发生了变化，影响到肝的疏泄。肝主疏泄，疏泄是什么概念呢？就是它能够协调人体的整个消化系统。所以，我们说肝的疏泄功能失常时，就会出现脾胃的功能失常。中医有一句话"见肝之病，知肝传脾，当先实脾"。肝受到损害，大家马上就要想到脾胃功能会出现问题。脾胃功能是什么？我们都知道，脾胃在中焦里面是气机升降之枢纽，所以它出现问题时，气机就阻滞了。

温馨提示

胃病与肝脏息息相关

肝脏主情志，忧思恼怒都与肝脏息息相关。生气会导致肝脏的疏泄功能失调，气机阻滞，引起脾胃不调，进而产生胃胀。所以情绪调整好了，胃病治疗起来也就容易很多。临床上经常碰到这样的例子，通过疏导情志后，患者整天都是乐呵呵的，这种患者好得比较快。

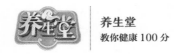

胃病的发病机制

胃胀是指上腹部有饱胀、压迫感，有时从外观发现胃部有点向外凸，甚至连续性放屁等，均可能是由胃胀引起的。严重时，还会伴随疼痛、恶心、呕吐等情况。

那么，胃胀到底有哪些发病机制呢？

1.胃肠道内气体排出障碍。因某些原因，导致肠蠕动功能减弱或消失，肠腔内的气体排不出体外，也会引起腹胀。

2.胃肠道中气体吸收障碍。正常情况下，腹腔内有大部分气体，经肠壁血管吸收后，由肺部呼吸排出体外。有些疾病如肠壁血液循环发生障碍，影响肠腔内气体吸收，会引起腹胀。

3.吸入空气。因一边吃东西一边讲话或不良饮食习惯，导致吸入大量空气，而引起肠胀气。

4.食物发酵。正常情况下，回肠下端和升结肠有大量细菌存在，如果食糜在这段肠道里因某种原因停留时间过长，在细菌的作用下，可以引起食糜发酵，产生大量的气体，导致腹胀。

5.胃胀可能是胃部本身的问题，也可能是肝脏、胆囊的问题。

舒缓胃胀气的小妙招

1.用清凉的薄荷油（万金油、白花油）画圆按摩胃周。

2.做简易的舒缓运动。蹲下以手环抱屈曲双腿，将大腿贴近肚子，有助于肠胃消化、解除胃部闷胀感。

3.胀气时多走动，让肠胃保持弹性，不要催吐，否则会导致食管反流。起来走一走，能嗳气或排气更好。

4.喝能帮助消化的茶类。如薄荷、柑橘类的茶能助消化，消除胀气效果不错。

胃胀也能要人命

气滞，是一种病理状态，很多疾病都可以导致气滞。比如我们中医经常说，生气是最常见的一种气滞，虽然气滞在胃部，仅仅是一个胃胀，也仅仅是一个症状，但也不要小看它！有些重病的患者有胃胀的症状，并不是马上就能好的，长期不注意，甚至有生命危险。

我就碰到过这么一个患者，是一个老太太，为了不给子女添麻烦，自己一个人住着，平时也不让子女来看她。有一天孩子去看老太太，问老太太怎么了，老太太说没事，就是胃有点胀，估计自己活动活动也就好了。

家里人也没太在意，可是第二个星期再去看老太太时，觉得不太对劲了，问她哪儿不舒服，她还说没事。但是她的家人一看，觉得老太太没精神，总嗜睡。原来老太太已经有很长时间胃胀，平时情绪也比较急，又不愿说出来，这几天连饭都吃不下，而且总觉得恶心、心慌，大便四五天都没解。

当时，我看老太太的状态不是很好，所以我建议她住院。我印象非常深刻，当时给她查了电解质，还真是吓了一大跳。我们都知道，钾是一种非常重要的电解质，正常值应该为 7.35 ~ 7.45 毫摩尔 / 升，老太太的钾离子才 7.2 毫摩尔 / 升。钾在人体里是非常重要的，钾低的话，会出现肌无力、心律失常等症状。如果不注意的话，会出现室速，甚至是室颤、猝死。我们同时给老太太拍了个 X 线片，结果发现胃、肠道里全都是气体。后来我们分析，老太太食欲不好已经有很长时间了，但表现出来是胃胀。胃胀一般不容易引起大家的重视，所以老太太自己没有太重视这个问题。像这个患者，送院就诊算是比较及时的，如果晚一点，可能会出现心律失常，甚至室颤，随时都有生命危险。

吃饭也能吃出胃胀来

中医特别讲究异病同治，异病同治的基础是对于不同的疾病有其相同的病理机制。很多心脏问题也好，胃病也好，关键点都在气滞上。到底是什么原因造成气滞？

我就碰到过这么一个小女孩，长得非常漂亮，人不怎么爱说话。家属说孩子比较内向，但是心态非常好，就是最近胃胀得厉害。本来她很能吃，可这几天不怎么爱吃了。我问孩子都吃什么了，孩子因为内向什么都不说，而家属不停地说孩子爱吃土豆、板栗、红薯之类，晚饭吃了板栗烧鸡、土豆炖牛肉，最后再吃点红薯饼、南瓜饼，加点洋葱。

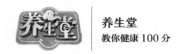
这类食物恰恰都是产气比较多的东西，长期如此，就会造成脾胃功能的损害。吃了容易产气的食物，气体聚集在胃部排不出去，就会导致气滞，这就是脾胃功能损伤导致的脾胃气滞。

像红薯、土豆、黄豆、南瓜是最产气的，我们日常生活中吃这几种食物，一般情况下是没有问题的。但当你已经出现了饱胀感，胃不舒服，或者你吃得过多的时候，就会出现问题了。

还有韭菜、大蒜、芋头、圆白菜、牛奶都是可以产气的。圆白菜是一种很好的食物，但它本身含有一种能产气的酶，另外，它含有很多膳食纤维，膳食纤维如果消化不了，就跑到肠道去了。肠道里有大量细菌，膳食纤维会在细菌的作用下产生二氧化碳、甲烷等气体。所以，相对而言，圆白菜产气是比较多的。

养生自修堂

如何吃饭才能不胃胀

首先我们要养成良好的饮食习惯，不能边看电视边聊天，然后大吃大喝，大口地将空气吞下去，这样胃部自然容易产生胀气。另外就是食物的选择与搭配，最好不要把产气的食物混在一块吃，如韭菜、大蒜、芋头、牛奶等。要搭配易消化、促进胃肠蠕动的食物一起食用。这样就能大大减少胃胀气的烦恼。

随身自带的消胀工具

谷世喆 ｜ 国家级名老中医，中国针灸学会砭石与刮痧专业委员会副会长，北京中医药大学教授。

　　胃胀很难受，但你知道如何消除胃胀吗？其实身体上暗藏着许多有效消除胃胀的法宝。中医认为，通过按摩足阳明胃经上的穴位，以及搭配大肠经上的穴位，就能疏通经络，消除胃胀气，使脾胃恢复正常功能。同时，通过简单易行有效的砭石操，包括"抹四白""点天枢""刮三里"，就能让胃胀消失得无影无踪。

健康候诊室

　　刘婧：今天节目的一开始，我有个疑惑想要跟大家求证一下。大家都做过眼保健操吧，下面问问大家，咱们的眼保健操分别是哪几节。

　　观众：有一节是揉四白穴，这个我记得挺清楚的。

　　刘婧：还有吗？

　　观众：还有揉边框穴。

　　刘婧：揉边框穴，就是我们说的"轮刮眼眶"，是吗？

　　观众：是的。

　　刘婧：为什么问大家这个问题，是因为在做眼保健操的这几个穴位中，有一个穴位不仅可以保护我们的视力，对我们的眼部健康有利，而且对于调节我们的脾胃消化功能也特别有效。

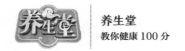

身体自带消胀穴

我有一个女性患者，今年 76 岁。她有两个病，一个是眼睛不好，时不时眼睛就开始冒像灯丝一样的"电花"，然后就黑了，类似失明一样，一般得半个多小时才能缓解。我给她诊断是视神经的问题，也和其肝血不足有关。另一个就是慢性萎缩性胃炎，这位老太太经常胃胀，吃饭打嗝。于是，我给她取了这个穴位，这个穴位事关重大，它既不在胃上，也不在眼上，但它的疗效非常好。这个穴位在足阳明胃经上，和任脉有关，也跟冲脉有关，就是大家刚才说的眼保健操中的四白穴。它在我们眼眶的下方，两目直视，瞳孔直线下行骨头凹陷处。按住这个小孔，小孔的位置是最准的，叫做眶下孔，就是眼眶的下边。

四白穴，可以用抹或者拨的方法，因为这里面积大一点；也可以用揉，用手部圆润的地方去揉，因为面部的皮肤比较薄，所以揉的力度以自己可以接受为度。

护胃三节砭石操

下面介绍一下对于护胃消胀十分有效的砭石操，分以下三节。

第一节"抹四白"。把砭石放到鼻翼的一侧，轻松地放平，贴着面部慢慢地抹动，从里到外。每次抹 3 ~ 5 分钟，只要有时间就可以轻轻地做。抹动的时候，力量不需要太大，因为砭石刮擦的时候有超声的效应，还有远红外的效应。

第二节"点天枢"。点住穴位后，轻轻地旋动加按压，按的时候会有酸胀的感觉。每次 5 分钟，力量稍大。

第三节"刮三里"。从外膝眼下方开始刮足三里穴，从下向上，可以倾斜 45 度来刮擦，距离可以长一些，一直刮到外踝上方。刮完一侧再刮另一侧，每次 3 ~ 5 分钟。在这个经脉当中有足三里穴，还有胃经的上巨虚穴、下巨虚穴和丰隆穴。

目前市面上有很多砭石工具，我推荐大家用砭贴。砭贴是一种砭石粉末制成的穴位贴，又名"砭灸"。利用砭石自身特定波长的远红外热辐射以及特定频率的超声波脉冲振动，深层次刺激经络穴位，贴上之后用手轻轻按一会儿。贴砭贴的最佳时间是晚上睡觉前，第二天早晨起床后摘去即可。

其实，也可以用比较光滑的木梳，或者牛角梳、玉器，刮一刮相关穴位，也会有不错的效果。

养生自修堂

搭配穴位，效果加倍

四白穴，在配穴方面也是很有讲究的，可以配天枢、中脘和足三里。天枢穴是大肠的募穴，在肚脐眼旁开两寸处。标准的取穴是用手指头比法，从乳头下来，画一道线，其中的1/2和肚脐眼的1/2的距离叫两寸。它既能调理胃经的病，又能够调理我们的肠道，调节天枢就是调节大肠，使它的功能恢复正常，这就是腧穴的一种双重作用。中医上说六腑以通为补，让胃通畅才叫补。中医很讲究"胃气当降，脾气当升"，胃气不降就会胃胀。因此，把天枢穴和四白穴配合起来效果非常明显。

胃癌也有性格，你听过吗

田艳涛 ┃ 中国医学科学院肿瘤医院胰胃肠外科主任医师。

　　胃癌的发生跟很多因素相关，如血型、不良生活饮食习惯、环境污染、出生及生长地等。早期胃癌多无症状或仅有轻微症状，一般常被人们所忽视。当临床症状明显时，病变已属晚期。因此，我们要摸清胃癌的"性格"，从而更好地预防胃癌的发生。

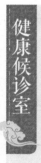

健康候诊室

　　悦悦：今天我们要说一种癌症，它跟某一种血型很有关系。有数据显示，某一种血型的人群患这种癌症的比例，比其他血型人群高 20% ～ 30%，这是一个很大的数字了。那究竟哪一种血型的人群容易得癌症呢？

　　观众 1：O 型。因为我们家就有这个例子，他是食管癌患者，是 O 型血。因为发现得太晚了，没能救过来。

　　悦悦：O 型得了一票，还有人说吗，跟什么血型相关？

　　观众 2：AB 型。AB 型的人脾气特别古怪、暴躁，这一阵你看他挺好的，没准一会儿因为什么事就暴躁起来了。所以经常这么下去，他就容易得病。

　　悦悦：AB 型的人脾气确实很难把握。那到底是 AB 型，还是 O 型呢？哪种血型的人要特别注意防范癌症呢？

性格特质与胃癌的关系

性格特质与肿瘤的发生有一定的关系，当然内在的一些免疫学或分子生物学机制，还待进一步探讨。C 型性格，即 Cancer（肿瘤）有关的性格。在目前相关性格血型研究的分析下，我们发现 A 型血的人凡事比较较真，特完美主义，对自己要求非常高，比较操心，遇事难以释怀，所以容易出现癌症性格，患胃癌的概率也相对其他血型的人来说要高一些。

20 世纪 50 年代，英国就进行了这方面的研究，得出来的初步结论是 A 型血的人患胃癌的概率高一些。之后瑞典进行流行病学的跟踪调查，最后得出来的结果也表明 A 型血的人胃癌发病率要高一些。所以，建议 A 型血的人要保持性格开朗、乐观，要放得下、看得开。

这些胃癌"高发区"要当心

胃癌有几个高发的部位，胃窦和胃角是最常见的患癌部位，这两个部位发生胃癌的概率大概占 40%。另一个最常见的部位就是贲门和胃底这片区域，发生率占 20% 左右。其他部位，如胃体的发病率占 30% ~ 40%。肿瘤部位不同，会有不一样的表现。

首先说我们最常见的胃角和胃窦部位。如果这些部位长了肿瘤，到一定程度之后，可能会使它变得狭窄，从而引起呕吐。因为吃完食物之后，食物在胃部储存到一定程度，将引起呕吐反射。这些呕吐物叫隔夜宿食，就是今天吃的东西，到第二天还没有消化，有时候我们吃到酸的东西，它就被呕吐出来了。这个症状用一个"吐"字来表现。

贲门是一个管腔很小的部位，假如肿瘤侵犯贲门，使它变得狭窄，甚至堵塞。早期的情况下，可能会有部分食物咽不下，如吃馒头时需要喝一口水把它送下去，之后可能连一滴水都无法咽下去，所以我们用"噎"来表现这个症状。

不管胃的哪个部位有肿瘤，我们都会有一些胀感，越安静的时候越痛得厉害，缓解后隔两天又出现。这个症状我们用一个"胀"字来表达。

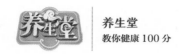
早期、定期检查是防癌关键

胃癌是有年龄划分的。假如我有老胃病，到了多少岁以后就该每年做一个检查呢？

之前有人说 45 岁以上的人最好每年做一次胃镜，其实这个年龄一点都不早。我在临床上遇到过两个患者，一个 24 岁，一个 26 岁。其中有一个女孩大学毕业一年，就检查出胃癌，我们根据她的情况给她做了一个手术。但是非常遗憾，这个孩子的肿瘤已经侵犯到胰腺，我们尽了最大的努力，最后还是没能够切掉这个肿瘤，我们能做的工作就是在胃肠下面的小肠放一个小的营养管。如果以后她的胃完全堵了，可以通过这个小管子提供一些营养支持，将来还可能接受一些化疗。胃癌的发病年龄在一步步提前，所以我们在 40 岁甚至提前几年，就要积极地进行检查。

胃癌先知有新招

胃癌是最常见的胃肿瘤，系源于上皮的恶性肿瘤，即胃腺癌。在胃的恶性肿瘤中，胃腺癌占 95%，这也是最常见的消化道恶性肿瘤，名列人类所有恶性肿瘤的前几位。一般多见于中老年男性。早期胃癌很难被发现，如果出现持续的腹痛、腹胀、消瘦、呕吐、排便习惯改变等，或有胃病史患者近期症状加重，就应该特别注意筛查了。上腹部不适是胃癌中最常见的初发症状，约 80% 患者有此表现，与消化不良相似，如发生腹痛，一般都较轻，且无规律性，进食后不能缓解。这些症状往往不被患者所重视，就医时也易被误认为胃炎或溃疡病。

当胃癌病程进展，尤其在癌细胞浸润穿透浆膜而侵犯胰腺时，可能出现持续性上腹部剧烈疼痛，并向腰背部放射。癌肿毒素的吸收，可使患者日益消瘦、乏力、贫血，最后表现为恶病质。癌肿表面形成溃疡时，则出现呕血和黑便。至于转移灶，如直肠前触及肿块、脐部肿块、锁骨上淋巴结肿大和腹水的出现，更是晚期胃癌的表现。

胃癌是"吃"出来的

胃癌就是"吃"出来的癌症，与饮食习惯密切相关。高盐饮食是胃癌的一个危险因素，或者说致病因素。盐本身是没有致癌作用的，但是高浓度的盐会损伤我们的胃黏膜。胃黏膜损伤之后，其他如亚硝胺化合物等致癌因素就会长驱直入侵害我们的胃黏膜，从而促使胃癌的发生。

养生自修堂

胃癌高发人群年龄

　　从年龄角度来讲，胃癌有一个高危人群年龄，就是40岁以上的人群。40岁以上的人如果胃部出现状况，就应该及时就医。当然，可能更多是一些急性胃炎、慢性胃炎。这个时候只要到消化科，在医生指导下先选用一点药物，正规治疗一到两周就能缓解，然后可以继续观察。如果用药好转后，又出现一些丝丝拉拉般的胀痛，就需要接受进一步检查，必要时可以做一个胃镜，因为胃镜是我们发现早期胃癌的一个重要检查手段。

打响餐桌上的胃癌攻防战

赵东兵 ｜ 中国医学科学院肿瘤医院腹部外科主任医师。
金　晶 ｜ 中国医学科学院肿瘤医院放疗科主任医师。
周爱萍 ｜ 中国医学科学院肿瘤医院内科主任医师。
张　凯 ｜ 中国医学科学院肿瘤医院防癌体检中心副主任医师。
张　蕾 ｜ 中国医学科学院肿瘤医院腔镜科副主任医师。

餐桌上隐藏着许多导致胃癌的隐形杀手，如餐桌上高盐高油的食物、食物中的"隐形盐"、生冷食物等。大多数人只知道长期不良饮食习惯会导致"三高"，殊不知它对我们胃部的伤害也很大。

健康候诊室

刘婧：今天，咱们现场准备了好多好吃的道具，因为今天主题也与吃、与胃有关。到底有什么关系呀？

张凯：实际上胃这个器官呢，它是个劳模。它任劳任怨，但是不要求待遇。比如说刘婧你到一个大饭店吃饭，这个时候胃就进入工作状态了。所以人体的血都供应到胃里面，帮助它消化吸收。这个时候突然刘德华走进来坐在你旁边，你一兴奋，这胃里面的血就都分散到其他器官了。

刘婧：都直接到大脑了，就说"他为什么会到我旁边，他怎么知道我喜欢他那么久了呢？"

张凯：这时胃里面的血就被抽空掉了，都进到肌肉里面或者神经系统里面了。所以胃在工作时，无论你是兴奋还是恐惧，这些情绪变化都会对胃造成一定的影响甚至伤害，进而导致胃病。

⚕ 美味早餐的高盐"陷阱"

每个人每天盐的摄入量应该小于 6 克，大家都来算算，今天早上你的早餐含盐量超标了吗？

先说说我今天早上吃了些什么：香肠 1 根，早上来点肉一天心情都好；咸鸭蛋是我最爱吃的，我喝一碗大白粥，然后加两个咸鸭蛋；还有烤面包片，我买的是全麦面包，放在烤箱里热一下特别脆，然后抹上一点花生酱，特别好吃；再加上 1 杯饮料，是牛奶和燕麦冲泡的；有的时候再加点小咸菜，味道好极了。

我们来一起计算一下这份早餐的含盐量。

1. 咸鸭蛋肯定是含盐量高的，每百克咸鸭蛋含盐是 6.9 克。一个咸鸭蛋按 60 克算，它含盐量大约是 4 克，两个就是 8 克，这已经超标了。

2. 大多数白面包的含盐量，两片的话也能达到 0.6 克左右。

3. 花生酱含盐量跟咸鸭蛋实际上是不相上下的，两勺的话差不多含有 1 克盐。

4. 全脂牛奶如果不做特别加工的话，它的含盐量是比较低的，可以放心喝。

5. 燕麦片也是含盐量相对较低的，如果你吃 35～50 克燕麦，含盐量为 0.3～0.5 克。

6. 一根香肠的含盐量是 10 克，切成 10 片，吃 2 小片就是 2 克盐。

算一下，这些早餐的含盐量已达到 12 克左右了，已经严重超标了。所以大家平时对早餐要多加注意。

⚕ 长期高盐饮食的你，胃还好吗

如果长期高盐或者高油饮食，人体会出现"三高"，这是慢性基础性的病变。可是盐吃多了，对胃会有什么样的影响呢？

高盐会侵蚀胃内壁的黏液层，这个黏液层一旦被破坏，里面的胃酸就会刺激胃黏膜，然后发生一些炎症。当然，胃的黏液还会再分泌，但是如果不断地给它高盐刺激，胃壁不断地受到这样的损伤，就会发生炎症，反复地自我修复。如果这个时候再有一些比如幽门螺旋杆菌的细菌因素，加

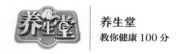

上致癌物的侵袭，时间长了，就可能会发生胃癌。

比如说有些腌菜，还有腌咸鱼、咸肉，这些是我们平常生活当中经常吃到的食物。腌制以后，食物能够保存较长的时间，但是腌制以后盐的含量实在太高了。还有一点，在腌制过程中必然会产生一种物质，即亚硝胺。如果这种化合物被吃进胃里，经过胃酸的作用，就会变成亚硝酸盐。目前已经有确切的数据表明，亚硝酸盐与胃癌的发生是有必然联系的。

在这里，还要给大家介绍一下"隐形盐"，这种盐就是隐藏在你感受不到的食物里，包括蔬菜里都存在，很容易被人们忽略掉，也应该引起重视。

会吃才能防癌

对于胃部疾病，首先应该是防，其次才是治，我们可以通过改变饮食习惯来预防胃癌的发生。

除了前面说的注意高盐饮食以外，这里还要提醒大家注意冷食，比如说夏天吃西瓜，我们可能会把西瓜从冰箱里一拿出来就开始吃。这时候冰冷的西瓜对你的胃肯定会产生损害的，不妨稍微放一放，待它的温度没那么低时再吃。其他一些生冷的东西也是如此。

养生自修堂

如何正确吃腌制食品

我们给大家提供一个"前4天，后21天"的方法。

我们都知道腌制食品是风干以后加盐，再腌制比较长的一段时间制成的。这个过程中，盐的含量是不会变的，但是它里边的致癌物亚硝胺的形成是有一定规律的。在前面4天的时候，它的含量不高，过了第4天以后，就开始逐渐上升，到第7～10天时，上升到一个最高点。如果这时拿出来吃，那肯定会摄入大量的亚硝酸盐类，最好是等到21天后，亚硝酸盐含量降低到一个很低的水平时再食用，比较安全。

肠通畅，杜绝便秘很重要

刘 汶 ┃ 首都医科大学附属北京中医医院肝病科主任。

便秘是指排便频率减少，如一周内大便次数少于 2 ~ 3 次，或者 2 ~ 3 天才大便 1 次，粪便量少且干结。但有少数人平时 2 ~ 3 天才大便 1 次，且大便性状正常，此种情况不应认为是便秘。便秘可能诱发诸多重大疾病，以及加重原来的基础疾病。对于便秘患者必须给予足够的重视，寻找发生便秘的原因并积极防治。

健康候诊室

刘婧：一般按照咱们中国人的礼节，有的时候见到街坊邻居了，会问一句，会问什么呢？

观众：你吃了吗？

刘婧：太聪明了！今天你吃了吗？

观众：吃了。

刘婧：吃饱了来上节目特别好，那我问问你，如果说把这句话按照它的反义词再问一遍，应该是什么呢？

观众：你饿了吗？

刘婧：你饿了吗？好善良的反义词。标准答案是：今儿你拉了吗？如今越来越多人有便秘的问题，90% 以上的人都觉得这是"小儿科"，但是有一种功能性便秘跟很多病有关，如肥胖、心脑血管疾病、结肠癌、老年痴呆等。

恐怖！便秘也能害人命

我们一般把便秘分为两种，一种是器质性便秘，与某种疾病有关，比如结肠癌、糖尿病、甲状腺功能低下、痔疮等。还有一种就是做各种检查都没发现问题，这种便秘就属于功能性便秘。虽说功能性便秘检查不出什么原因来，但也会诱发结肠癌、心脑血管疾病、胃肠功能紊乱、记忆力减退，还会加重其他基础疾病。比如本身就有肝硬化，加上便秘，就可能诱发肝性脑病，甚至肝昏迷。比如肾功能不全的患者，大便不通会加重肾功能不全症状。

便秘也与心源性猝死有关。我有一个朋友，他爸长期便秘，一上厕所就得蹲挺长时间。有一天他爸进厕所很久没出来，保姆发现不对劲，把门撬开，结果一看，老爷子歪倒在厕所旁边。赶紧送医院急救，还是没能抢救过来。后来医生说，这是由于大便太使劲诱发的心源性猝死。

功能性便秘以老年人居多，一般发作时间较长，都在半年以上。所以有的人都是反复发作很多年，怎么也拉不出来，很痛苦。有的人吃泻药，用番泻叶泡水喝，或到市面上买一些通便的药，刚开始还挺管用。但后来剂量越来越大，原来吃一片，后来改吃两片，最后得吃十几片，效果却越来越不好。而且这些人检查结肠镜、大便常规、腹部 B 超，甚至做一些生化检查，都没有找到引起便秘的原因。

BTV 北京卫视

功能性便秘会诱发

1. 结肠癌　2. 心脑血管疾病
3. 痔疮、肛裂　4. 老年痴呆、记忆力减退
5. 胃肠功能紊乱　6. 加重其他疾病

温馨提示

　　便秘的一些典型症状：排便困难超过 1/4 比例，每周排便少于 3 次，时间长，但量少。这个便秘指的是广义的便秘，还特别指功能性便秘。所有便秘基本上都有这种情况，就是 4 次至少有 1 次排便困难，而且排便次数少，每周少于 3 次。

便秘的常见原因

　　有的人认为，便秘是由于平时缺乏运动，喝水少，嗜食肥甘厚腻之物，经常吃精制的碳水化合物类食物，蔬菜、水果吃得少，以及多吃柿子等因素所造成的。

　　其实，空腹吃柿子容易导致胃结石，但不一定会导致便秘。除去吃柿子，其余因素都有一定的道理。导致便秘还有另外一个因素，就是排便习惯不好，每天不按时排便，总是憋着大便。憋着大便时，肠道会重吸收大便中的水分，大便就会变得干结。另外，老憋着大便，排便反射长期受抑制，便意就会减少。再一个就是生活习惯不好，如久坐、少动。最后就是生活规律被打乱了，比如说最近出去旅游，或者出差等。

　　一定程度上，精神抑郁焦虑，老琢磨一件事儿，也会抑制排便反射。因此，焦虑抑郁的患者，便秘情况较多。

　　我接诊过的患者中，就有这样一个年轻人，他平时工作压力大，生活不规律，有时候晚上老熬夜，上班一坐就是十几个小时不动弹。因为生活、工作压力大，他老处于焦虑抑郁的状态，情绪比较紧张。加上饭局比较多，比较爱吃肥甘厚腻的食物，蔬菜、水果吃得少，工作一忙起来，就忘记喝水了。这些都是导致便秘的常见原因。

吃得少就不会便秘吗

　　慢性便秘是临床常见的消化系统疾病，发病率比较高，其中女性的慢性便秘患病率是男性的 2 倍。据调查，北京地区 18 ~ 70 岁的成年人，慢

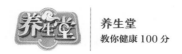

性便秘的发病率为6.07%，其中女性是男性的4倍以上，成年女性慢性便秘患病率超六成，但就诊率却不到10%。

这个数字告诉我们，女性更容易便秘。同时，这种便秘的就诊率又非

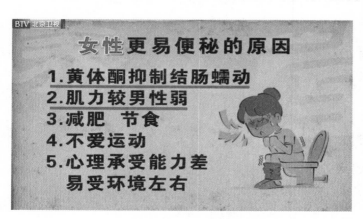

常低，因为大家还是觉得便秘是小问题，实际上很多疾病都跟便秘有关系。那么，为什么女性更容易便秘呢？

便秘与女性的激素有关，女性激素是抑制肠蠕动的，而且女性的盆底肌肉肌力本身就弱一点。还有的女性会说："我吃得很少，为什么还会便秘呢？"中医认为，脾气虚弱，则动力不足，脾虚则气滞。脾主运化水湿，是气血生化之源、五脏六腑之根本。如果脾气虚弱了，胃的通降能力自然就差了。吃得少，没有原料，它就动力不足了。加上现在有的女性不爱运动，久坐少动，心理承受能力比较差，易受环境因素影响，容易出现焦虑抑郁的情绪，以上种种都会影响排便。因此，临床上女性患便秘的人数比男性要多。

养生自修堂

中老年人要提防急性便秘

多数慢性便秘患者仅表现为排便困难，粪便干结，数天甚至一周才排便一次，排便时可有左腹痉挛性痛与下坠感，部分患者会口中苦涩、食欲减退、腹胀、下腹不适、排气多，或伴有头晕、头痛、疲乏等神经症症状，但一般都不重。

急性便秘患者在原有的排便习惯基础下，无特别的原因，于短期内发生便秘，尤其中老年人应特别注意直肠和结肠的癌肿。同时伴有剧烈腹痛、呕吐或便血者，则应考虑急性肠道阻塞引起的便秘。一般体检常可在降结肠或乙状结肠部位触及痉挛的肠管或粪块，但在排便后消失。肠梗阻者则常有腹胀、腹痛及肠型蠕动波。

虚秘养通，实秘攻通

颜正华 ｜ 北京中医药大学终身教授、博士研究生导师。
张　冰 ｜ 北京中医药大学教授、博士研究生导师。
吴嘉瑞 ｜ 北京中医药大学副教授、硕士研究生导师。

中医认为，便秘分为实秘和虚秘。实秘的患者伴有心烦、气急、口渴、面红、目赤、舌红苔黄、疖痈等，采用通法中的攻通疗法效果显著；虚秘的患者伴有心慌、失眠、眼睛干涩、脸部红润、出汗、心情急躁、易紧张等，可用养血润肠的方法，当归配伍何首乌，既能养又能通。

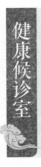

健康候诊室

　　悦悦：首先大家看这是一个小葫芦，很多观众看见葫芦就会想到一句话，悦悦，你这葫芦里卖的什么药啊。你还真猜着了，这个小葫芦的宝药就是跟一种看起来不起眼，不被重视，实际危害却非常大的疾病——便秘有关。

实秘？那是你通得不对

　　有个 10 岁的小朋友，来医院就诊时显得非常烦躁，稍微一问诊就哭。他头上长了很多红色的小丘疹，上面还有小脓包，一直反反复复发作，特别痒，一抓就破。除了头部的皮肤有小疖子、毛囊炎外，基本特点就是红、痒、烦躁和舌红苔黄，应该用清热、解毒、泻火的方法就行了。后来从头开始再问，结果发现这个小孩来看病时，已经三天没解大便，就在清热、凉血的基础上，加了一个泻火、通便的药。大便一通，结果小孩子的疖子、毛囊炎很快得到缓解，头疖也消失了。其实这个方子里就用了野菊花、连翘、

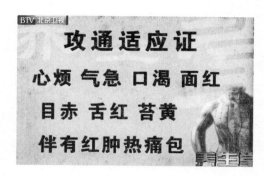

赤芍、丹皮，另外加了一个点睛之药——大黄。

大黄是苦寒之药，归于肠胃经、脾经、心经及肝经，它的功效是清除肠道的积滞及通腑泄热，即泻一般的火热，也能够祛湿热，用于治疗湿热黄疸，还能够通淤滞。它的最大功效是能够推动肠道的宿便，使新陈代谢恢复正常。

以上的方子遵循釜底抽薪的治疗原则，上部的火是因为下部不通，所以通了腑，撤了火，火气就不再拱起了。

通腑是最具有特点的一个内容：通，就是通畅不堵塞；腑，指六腑，即胆、小肠、胃、大肠、膀胱、三焦。

通腑的主要适应证是胃痛、腹胀、口臭、疖痈、咳嗽、气喘、失眠、眩晕等。一般来说，通腑包括三种通法。其中一种叫做攻通。

攻通，作用很猛，效果很强，一般适用于实证患者。这类患者大多大便燥结，而且便秘时间较长，声如洪钟，面色通红。攻通的适应证有心烦、气急、口渴、面红、目赤、舌红苔黄，如果伴有疖痈的话，应该是红肿疼痛的，所以总结来说，攻通适用于实证、热证。

虚秘？那是你没养对

养是补养、濡养的养，养通主要适用于虚证，同时伴有便秘的患者。该类患者多因阴虚、津液不足，导致肠燥便秘。这个时候用攻通就不行了，需要用一些养阴的药物来补养、滋阴生津，达到通便的效果，这就是养通。

养通主要适用于一些正气虚的情况。中医认为，正气虚包括气阴阳两虚。气血阴阳的不足，都会导致腑气不通，影响大便的排出。养通是针对虚证，

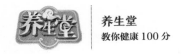
针对气血阴阳不足来谈的。

阴血虚有什么样的表现呢？表现有口干、四肢乏力、心慌、失眠、眼睛干涩、脸部红润、出汗、心情急躁、易紧张等。

针对这种虚性又带杂病（阴虚内热）的便秘，一方面要养，把机体整体的基础补起来，肠道的功能自然就好了；另一方面是既要养，又要促进肠道运动来通大便。通常须用既能养血又能通肠的药，可连养带通、润泽肠道。

当归，既能养又能通，既能补血，又能活血，同时还具有润肠通便的作用。当归补血主要用于血虚导致的面色萎黄、眩晕心悸等病症，特别对于血虚偏寒的患者更为适宜，因为当归药性是偏温的。临床中遇到血虚便秘患者时，常选择当归，也可以和何首乌等配伍同用。对于当归，建议用煎煮的方法比较适宜，有助于有效成分的溶出。

养生自修堂

虚秘治疗有良方

便秘患者伴有口干、失眠、烦躁、眼睛干涩等症状，属于阴血虚型便秘。当归配何首乌是治疗阴血虚型便秘的黄金搭档。当归以养血为主，何首乌入肝肾，可益精血，精血可互生互化，二者配伍，有助于精血迅速化生，能滋阴生津、润肠通便。

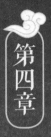

第四章

肺为娇脏，
宠爱肺部要有方

在中医看来，肺是五脏之一，高居其他四脏之上，素有"华盖"之称。虽贵为"娇脏"，但却担负着人体治理百脉气血的重任，并具有盾牌一样的"防御"功能。肺主气、司呼吸，它就像人体的"中央空调""吸尘器"，起到吐故纳新、清浊交换的作用，让人体一身气机都变得通畅，得以维持各项功能活动的正常运作。

如果贵为"娇脏"且责任重大的肺，不想方设法变得"强壮"的话，它就没有能力来抵抗有害物及病邪的伤害，从而导致人百病缠身，早衰折寿。

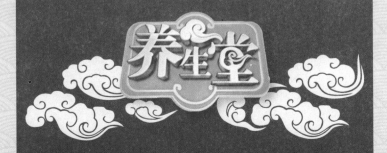

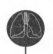

肺为娇脏
须慎养

王　琦 | 北京中医药大学东方医院副院长 。
史利卿 | 北京中医药大学东方医院呼吸科主任 。

肺为娇脏须慎养，它实际上表达了两层意思。一是说肺特别容易受伤害，它的发病率也高，有的时候变化也比较快，即容易得病。二是肺患病以后，好得慢。所以说肺为娇脏。

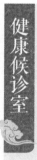

健康候诊室

史利卿：中医认为肺主气。这包括两个方面，一方面是主呼吸之气，一方面是抵抗呼吸道一些感染的能力，所以肺活量的大小和中医所说的肺气强弱也有很重要的关系。

悦悦：是不是可以说，肺活量或者说肺的功能跟我们的生命质量、寿命的长短是息息相关的呢？

史利卿：确实是这样，在日常生活中，心肺功能的强弱跟我们的生活质量密切相关。有一些慢性呼吸系统疾病患者，稍微一活动就喘，包括上楼，有的甚至严重到连刷牙洗脸都做不了。同时，呼吸系统疾病也是非常常见的疾病，从现在的统计来看，在城市地区，心脑血管疾病的发病率可能高一点，但是呼吸系统疾病仍然占第三位。在欠发达地区，呼吸系统疾病一直占首位。

感冒是很多临床病例死亡的始动因素

举个例子，地质界的一个专家，据说他下到一个 150 米深的矿洞里去考察，矿洞里面特别热，他爬得特别累，出了一大汗，一出洞口，冷风一吹就着凉感冒了。当他晚上回到小招待所后，觉得冷就把窗户关上，靠着煤炉子睡觉，之后有点煤气中毒。第二天他就得了肺炎，最后没救过来，享年 49 岁，非常可惜。

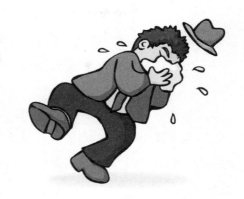

应付呼吸系统的常见疾病，其实可能很多人都有过这方面的经验，比如最常见的感冒，几乎每个人每年都有几次感冒。对年轻人来说，感冒不算一个非常严重的疾病，甚至感冒了也不用服药，扛一扛就过去了。

但是对一些特殊的人群，比如肺气虚的患者、老年人，得了感冒以后症状表现得不是很明显，一些症状被忽视了，最后可能导致严重的后果。

有一类患者，他本身有一些慢性呼吸疾病，比如慢性支气管炎、慢阻肺、支气管哮喘，都可以因为感冒而诱发。这些慢性肺气疾病的患者，他的肺气比较虚，在感冒的诱发下，可能急性发作，甚至导致严重后果。

还有一类患者，患有其他疾病，如心脑血管系统的疾病。感冒以后，机体受影响，导致原发病进一步加重。

所以，我们提出感冒是临床很多病例死亡的始动因素。有时候感冒本身作为呼吸系统的一个感染，它可以进一步往下传变。还有的时候，感冒并不是一个直接病，而是作为一个诱因，因为感冒以后，机体的抵抗力各方面功能都下降，加重了患者的原发病。

感冒了，要对症用药

感冒分好多种类型，不同的药针对的是不同的类型。

风寒感冒

风寒感冒在临床上主要是恶寒比较重,发热比较轻,嗓子有点干或者痒,一般不疼,比较严重时会全身酸痛,口不渴,伴有一些咳嗽,痰不多,色稀白。另外,还有舌苔脉象的一些特殊变化。

用药:感冒清热颗粒。这是一个比较典型的药,临床多治疗风寒感冒,有疏风散寒、解表清热的功效。

风热感冒

风热感冒和风寒感冒正好相反,发热重,恶寒轻。即发热比较明显,恶寒一般不明显,全身的症状主要是以头疼、嗓子疼为主,也可能出现咳嗽,咳的痰稍微黏一点,黄一点,伴有口渴症状。

用药:双黄连口服液。

暑湿感冒

一般是有暑湿、湿气,在北方地区可能夏天比较常见。但是在大冬天也有中暑的,比如一个人从北方寒冷地区,突然坐飞机去三亚了,温差太大不适应。还有更可怕的一个东西,就是湿度。湿加上热,再加上人的身体状况、脾胃功能没来得及调整过来,就特别容易出现暑湿感冒。

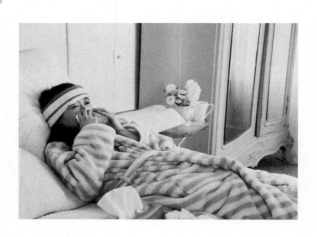

用药:一般用藿香正气软胶囊。实际上藿香正气类药有好多剂型,有软胶囊,有水剂。总体来说,这个方子稍微偏温一点,如果嗓子疼得明显,注意不要一次服太多。

咳嗽好还是不好，要辩证看

人体的呼吸道与含羞草非常类似，人体的支气管黏膜在受到外界的刺激，或者闻到异常的气味，或者受到细菌的侵袭以后，也会出现自动收缩，从而出现一种保护性、反射性的咳嗽，这种反应是对人体的一种保护。

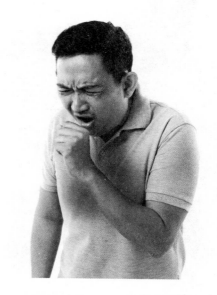

在病理状况下，比如说感染、炎症，或者感染状态下，皮肤黏膜受到了一些损害，这样气管可能就处在一个高反应的状态，这时它的咳嗽敏感性会增高。在人体正常的状况下，如冷空气等也可以引起频繁的咳嗽，甚至气喘，这样就会给生活带来一些麻烦。

现代医学研究证明，几乎所有患呼吸系统疾病的人都存在着对外界的刺激反应性增高的状况。也就是说，如果出现了比较剧烈的咳嗽，就意味着呼吸道可能出现了这样或者那样的问题。

咳嗽一直不好，可能是诊断出了问题

临床上，我见过这样一个患者：他感冒以后，在夜间不能平躺，躺下就会剧烈地咳嗽。近一百天，天天晚上只能半坐着睡觉。只要一说话、受点凉气就想咳嗽，咳嗽起来没完没了。一吸到冷风，这口气没喘匀，然后就剧烈咳嗽且伴有咽喉瘙痒，说不了一句完整的话，影响交流。服过很多药，都不管用。

这样的患者首先不是需要考虑服什么药的问题，而是要考虑诊断是否正确的问题。比如说先拍个片子，如果 X 光结果出来诊断没有问题，再往下诊断。首先诊断是感冒后引起的咳嗽，还是慢性咳嗽，抑或是其他原因，包括一种特殊类型的哮喘、咳嗽病引起哮喘等。像以上患者这种情况，可能需要检测气道的反应性。

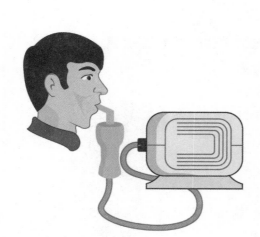

这是一个超声雾化器，在里面溶的是辣椒素，溶剂是生理盐水。真正在临床上检测的时候，是按照不同的比例配成不同浓度的溶液。做的时候要从浓度低往浓度高做，直到患者出现气道反应，然后我们根据那个配比的浓度，判断患者是否处在一个咳嗽敏感的阶段，再根据具体情况做进一步判断。

这个检测是一种诊断的手段，主要诊断患者的气道敏感程度。医学专业术语是气道反应性，它有个量化的概念，在同样刺激下，哮喘患者往往会有气道过度反应的状态，说明哮喘气道反应性高。然后根据测试结果，确定一个具体的治疗方案。

咳起来要命的"风咳"，"止嗽散"来帮你

风咳的表现

风咳大多是由感冒引起的，最常见的症状有咳嗽、咽痒、痰少等。为什么咳嗽呢？因为咽痒导致咳嗽。

为什么叫风咳呢？因为患者没有热，也没有寒，没有表现出发热才咳嗽（属风热咳嗽），也没有怕冷才咳嗽（属风寒咳嗽）。它没有寒热之分，只有一个咽痒咳嗽的表现，我们一般认为这是风咳。

还有就是风咳患者对外界的刺激比较敏感，如对冷风、热气、烟尘等敏感，具体总结如下：

1.对空气的温度冷热敏感。

2.对空气的湿度敏感，去了非常干燥的地方就咳嗽，去了潮湿的

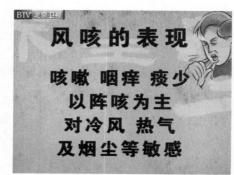

地方就不咳。

3.对空气里面的一些成分敏感，如气味、灰尘、气体等。

隋朝的巢元方写了一本书叫《诸病源候论》，里面有一句话把"风咳"这个词诠释得很到位，叫"风咳欲语因咳，言不得竟是也（想说话，因为咳嗽导致这句话说不完）"。

风咳辅助用药

风咳，是由外感风邪引起的，它有一个特别明显的特征——痒。中医有"无风不作痒"的说法，嗓子痒，从中医看待的呼吸角度来讲，认为人体是有风邪。从治疗上，应祛风、宣肺、止咳，有一个比较合适的方子，叫"止嗽散"。

"止嗽散"记载于清代医学家程钟龄写的一本书《医学心悟》中。"止嗽散"是由桔梗、荆芥、紫菀、百部、白前、甘草、陈皮这七味药组成。一般患者吃完三副药以后，咳嗽能减轻50%左右，有些患者吃七八天可以见好。

"止嗽散"这个方子，我们在临床上经常使用，根据"止嗽散"这个方子，我们对里面的一些药物进行了加减，让其更加简便和安全，大家能够让在平时使用，作为代茶饮。

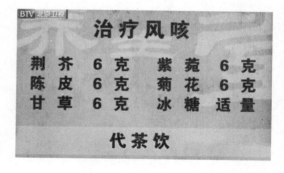

风咳对症选药

代茶饮是很安全的，但是它只能起到一定的辅助治疗作用，如果真是咳嗽了，还得吃药。我们来看看不同的咳嗽表现，应该吃什么药呢？

1.咳嗽声音哑，口干咽痛，痰黏不爽。这个表现实际上是中医说的一种燥咳。咳嗽的声音类似于说话时的嘶哑，口干舌燥，痰是黏的，不太容易咳出来，这种情况适合吃蜜炼川贝枇杷膏。

蜜炼川贝枇杷膏的主要成分有川贝、枇杷叶、南沙参等，这些药实际上是治咳嗽的，但是从中医角度来说，它是润肺化痰，燥咳需要润肺，这

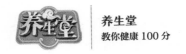
样可以缓解症状。

2.咳声重浊,发热怕冷,咳嗽痰白。这个表现对应的是通宣理肺丸,这个是润肺药,偏温且宣肺,可以止咳化痰,同时还有解表的作用。

3.咳声高亢,身热口渴,痰多色黄。这是一种典型的肺热表现,所以可以选羚羊清肺丸。

从中医角度来说,大家一定要注意,不能把寒药和热药用反了。

养生自修堂

实际上从中医角度来说,其他脏器也可以影响到肺,引起咳嗽,如内伤咳嗽,伤了脾跟肺,特点是脾气跟肺气都比较虚,且阳气比较虚。

我有个患者,过食生冷食物,饮食不节,损伤了脾胃的运化津液,之后聚而为痰,从而引起咳嗽、痰多。所以治疗这个患者时,不但要宣发他的肺气,温化他的痰湿,同时还要温化中阳,这样才能达到非常好的效果。通过这个病例,表明我们中医在治疗咳嗽上面,应该有一种多角度、多手段的思路。

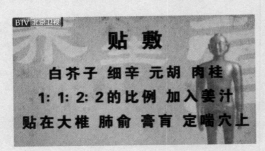

这个患者通过内服的汤药和外用的贴敷综合治疗,经过三个星期,背凉、咳嗽等症状就明显缓解了。

驱寒宣肺用贴敷的方法,具体如下。

它的主要成分是细辛、白芥子、元胡、肉桂,用量分别是0.5克、0.5克、1克、1克,即1∶1∶2∶2,然后加入姜汁调敷,选择大椎穴、肺俞穴、膏肓穴、定喘穴来进行贴敷。

贴敷6~8个小时,但也需要根据每个人的身体情况来决定,如贴敷时感觉痒或者有皮肤敏感现象,可以先摘下来缓解一下。

百病皆由痰作祟，这个痰从何而来

痰的生成与五脏六腑有一定的关系，它是我们人体津液失于正常的气化所产生的。就呼吸系统而言，它主要产生于肺和脾，为什么呢？中医认为脾主运化，它可以把我们喝进去的水、吃进去的食物，

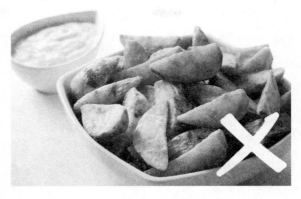

运化成我们身体所需要的精微成分，然后上输到肺，通过肺的宣发肃降，来营养我们的全身。

如果我们在饮食上不注意，食物吃到胃里以后，可能就会影响胃的运输功能，脾胃受到损伤以后，运化转输的功能就受到影响，这时津液就变成了痰，这种痰可以随着脾气的上升进入肺，从而影响肺气的宣降。对于脾来说是这样，对于肾、肝同样可以出现这种情况。

如果暴食暴饮，同样可能导致脾气损伤，进而影响到脾胃的消化功能，从而产生痰。如果偏食，也可以导致这些情况发生，如偏食肥甘厚腻的食物，或者过食寒凉的食物，都会损伤脾阳，进而影响脾的消化；如过食辛辣食物，容易产生湿热、热痰；如过食油炸食物，也可以造成痰的产生，进而影响我们的呼吸系统，产生痰热、痰湿等疾病。

中医有言，脾胃是后天之本，许多病确实与饮食习惯有很大的关系。所以在饮食方面，口味不能太极端，太辣、太凉、太腻都不宜。

对症化痰的健康饮品

痰产生之后就要化痰，下面我们给大家介绍两款化痰的健康饮品。

陈皮姜汁

陈皮性温味苦，温药也可化痰健脾，姜也是一款温药，因此整体配合起来，这个饮料偏温，适用于有寒痰，比如稀痰、白痰的患者饮用。

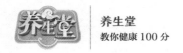
川贝雪梨汤

川贝、雪梨都有润肺作用，此品适合于燥咳的患者，即我们中医讲有燥痰，痰少、黏或者稍微偏热。雪梨本身有凉润的作用，所以适合于燥咳的患者。

养生自修堂

对于提高我们的肺功能，各种有氧运动都比较适合，如慢跑、走路等都属于有氧运动。另外，介绍一个简易的方法，就是吹气球。吹的时候，不要一口一口地吹，而是一气吹成，否则锻炼效果不佳。

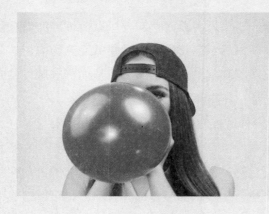

肺栓塞——
隐伏在肺里的致命元凶

王 辰 | 中日友好医院院长。

肺栓塞是指嵌塞物质进入肺动脉及其分支，阻断组织血液供应所引起的病理和临床状态，包括肺血栓栓塞、脂肪栓塞综合征、羊水栓塞、空气栓塞等。术后肺栓塞是临床罕见但死亡率较高的严重并发症。栓子主要来自静脉系统血栓。在西方国家，一般人群的肺栓塞年发病率是 1‰ ~ 3‰，而恶性肿瘤使其发病率增加了 4 倍。有流行病学资料表明，栓塞是导致肿瘤患者死亡的第二大原因，仅次于恶性肿瘤本身。

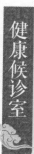

健康候诊室

悦悦：网坛的天才小威廉姆斯，因为肺栓塞这种疾病，险些结束她的运动生涯。那么，肺栓塞到底是什么呢？

王辰：肺栓塞就是肺脏中有血栓出现，堵塞在肺动脉，同时出现很多症状，如胸痛、呼吸困难等，甚至有濒死感。当然，肺栓塞也可能造成死亡。

悦悦：推荐大家看一本书，这本书就叫做《肺栓塞》，主编是王辰教授。王辰教授十几年间花了很多心血，发表了很多文章，致力研究肺栓塞，培养了一批一线的医生，可以说提高了肺栓塞这种疾病的防治水平。但是我们发现，很多人跟我一样，对肺栓塞还是不够了解。今天让我们打破对肺栓塞的恐惧，让我们了解它，走近它。

血栓是从肺里长出来的吗

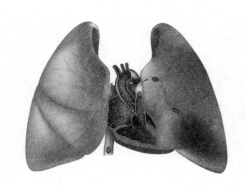

肺栓塞的原因是脱落静脉血栓的"游动"，当血栓沿着血管游动，遇到细小的血管或"岔路"时，就容易发生堵塞，造成血管"下游"缺血，当堵塞发生在脑部，就是脑梗死，发生在肺部时，就是肺栓塞。

血栓的形成部位，就在人的深静脉里。大腿的肌肉深部、盆腔、上肢等都有深静脉，下肢的深静脉和盆腔的深静脉，由于重力的关系和血流特点，是最容易形成血栓的。这些部位一旦形成血栓，并且血栓在局部不动的时候，我们叫做深静脉血栓形成。它一旦脱落以后，就变成一个栓子了，这个栓子沿着血回流，然后到心脏，再到肺动脉，堵在肺动脉，这时候就发生肺栓塞了。

肺动脉是不能堵的，一旦堵了以后，肺动脉的血过不去，远端的肺组织的气体交换也就受到了影响。而且堵了以后，肺动脉的压力也容易增加，从而形成肺动脉高压，高到一定程度以后，心脏泵血就面临更大的阻力，心脏也不堪重负，于是心脏发生扩张，导致心脏功能不全，甚至心功能衰竭，再发展下去，静脉就会发生淤血，身上也都肿了。肺栓塞往往是多发的，很少或者几乎没有单发的。

跟肺栓塞密切相关的因素

跟肺栓塞密切相关的因素有长时间坐飞机、肥胖、打麻将、手术后、吸烟等。

坐飞机，有一个病叫经济舱综合征，就是说坐经济舱的时候，由于腿的活动空间很小，坐的时间又长，这样下肢静脉回流不良，就特别容易形成血栓。动一动以后，血栓脱落，再堵在肺动脉里，静脉回流就不好了，由于软组织的关系，再加上肥胖患者可能本来就患有高脂血症或高血

糖等，这样也可以形成肺血栓。

打麻将也是长期坐那儿不动。除了打麻将，现在还有一种栓塞叫做"电子栓塞"，就是玩电脑，坐在电脑前面，有的小孩一坐七八个小时都不动，这样也容易形成血栓。

手术以后主要是制动，这是最重要的因素。手术以后躺在床上，或者打石膏，或者打绷带，不能动，等等。另外，手术是外科创伤，它本身就是激活凝血，是高凝的状态。在手术后短期内，麻药实际上对静脉肌肉的活动、对静脉的回流都是有影响的，因此这也是一个因素。

吸烟是一个促进血液凝固的直接因素。吸烟的时候，会使血液处于一种高凝的状态。吸烟者血栓形成疾病的发生率是明显较高的，所以一定不能吸烟。

以上这些因素都是肺栓塞的高危因素，需要引起大家重视。

温馨提示

　　避孕药就是一种促凝血制剂，长期口服避孕药的人，比一般的人容易凝血，所以深静脉血栓形成肺栓塞的发病率也高。

肿瘤患者的死亡有 9% 和肺栓塞有关系

肿瘤患者绝对是肺栓塞的高发人群。大家都知道肿瘤是不太好治疗的病，虽然每个肿瘤愈后不一样，有的难治，有的能够根治，但总体而论，肿瘤患者是非常容易出现凝血、有高凝倾向的人群，如胰腺癌、肺癌，尤其容易出现高凝倾向。其实，肿瘤患者并不一定都死在肿瘤上，可能是死于肿瘤并发症，比如说出血、感染。另外非常多见的情况，就是死于肺栓塞，肿瘤患者的死亡有 9% 是和肺栓塞有关系的。实际上综合治疗还必含一条，叫做抗凝治理，也叫预防深静脉血栓形成的治疗，这个比起一些化疗药来讲，能更好地延长患者的生命，减轻患者的症状。所以，肿瘤患者预防深

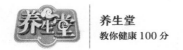
静脉血栓形成和肺栓塞，这是一个很重要的治疗方法。

怀孕是肺栓塞的高危因素

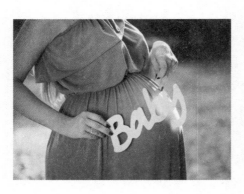

简单来说，怀孕以后由于压迫深静脉，就是大腿根的深静脉，或者髂静脉，就是盆腔里的深静脉，于是深静脉或髂静脉就容易出现血栓。怀孕后期，为了分娩时能止血，实际上凝血功能是增强的，这时候也容易形成血栓。所以，孕妇里面的深静脉血栓形成肺栓塞的概率也比较高。所以孕妇要适当活动，避免对深静脉过度压迫，注意转换体位等。一旦有症状时，要及时检查和处理。要勤散步，还要多做提肛的动作，这样能够促进盆腔和相关静脉血的回流。

20%~40% 的中风患者，会有深静脉血栓形成

中风患者多会躺在床上，这是很大的制动，而中风以后，瘫痪那侧肢体的静脉回流功能是明显下降的，因为静脉回流是靠肌肉的收缩挤压等形成的。

中风的时候躺在床上，包括脊柱损伤的患者，是特别容易出现肾静脉血栓形成的。像脊柱损伤的患者，如果不加预防的话，发生深静脉血栓的概率能够达到50%～90%。而中风的话呢，至少20%～40%的患者会有深静脉血栓形成，所以这些人也是高危和易患人群。

这类患者活动不了，那就全靠药物治疗了吗？

药物是一方面，但像脑出血患者，他可能在抗凝血方面还要多加小心，不要加重出血。另外，比如早期可以用机械的方法，用加压泵，还可以穿弹力袜。除此之外，可以

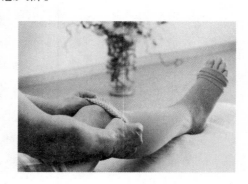

帮助患者定期做肢体按摩，但是按摩要在预防阶段，即没出现血栓之前，如果已经形成血栓再按摩的话，反而有造成血栓脱落的危险。

静脉曲张的人要特别小心

静脉曲张不是深静脉，你能看到的静脉是浅静脉，浅静脉曲张之后，往往提示是深静脉血流不畅。因为浅静脉血会回流到深静脉，深静脉血再回流到心脏，是这样的过程。

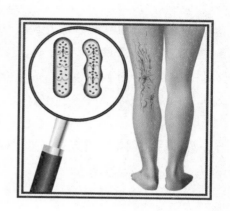

之所以会形成静脉曲张，除了浅静脉本身软组织发育不良或者薄弱以外，还有可能是深静脉压力高了，血回流不畅通了，因此提示可能是深静脉血回流不畅。如果回流不畅通的话，自然也是一个危险因素。

如有这些状况，可能意味着血栓出现了

1.呼吸困难，气短和憋气。这是最多见的症状，有严重的肺栓塞时，会出现憋气、呼吸困难。

2.胸痛。钝痛、锐痛、短期痛、长期痛等都可能出现，这些都可能是肺栓塞的表现之一。

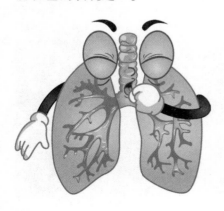

3.咳嗽。大家都觉得咳嗽跟肺栓塞没什么关系，它不是肺栓塞一个特异的表现，但它经常和上面的一些症状复合存在。

4.发热。41%的患者都会发热，肺栓塞的患者如果发热，拍的片子上肺里边会有影子，往往被诊断成肺炎，或被误认为是心肌梗死和冠心病，这是最常

见被误诊的疾病了。

5.咳血。咳血是肺栓塞的另一个表现。由于肺栓塞堵塞了外周肺动脉，肺动脉的供血没有了，它会出现出血性的肺不张，严重的时候，可能还会出现肺组织的坏死，这时候就会有咳血表现。

6.心慌心悸。肺栓塞的时候，肯定心跳会加快，因为心脏远端组织被堵住了，心跳加快是代偿方式之一。

7.恐惧。严重的肺栓塞时，会出现所谓的恐惧和濒死的感觉。

8.晕厥。肺栓塞也是造成晕厥的一个重要因素。肺栓塞后，血流过不去了，充养脑部的血液也减少了，所以就会出现晕厥。

服阿司匹林，可以预防血栓吗

服阿司匹林预防肺栓塞，是不对的。因为阿司匹林是一种抗凝药，它属于抗血小板药，通常是用在以血小板凝聚为主要形成机制的血栓，主要指的是动脉型血栓，像心肌梗死、脑梗死等，都可以用阿司匹林预防。肺栓塞主要是深静脉血栓形成，它的主要特点是凝血整体的增强，里边有血小板的因素，但它是一个综合凝血。对于这样的血栓，现在还没有明确的证据表明阿司匹林能够有效预防。

目前主要是服一些华法林或者用低分子肝素这种药来预防深静脉血栓的形成。如果是特别顽固的血栓，在抗凝的基础上，有时候会辅用一些阿司匹林。

弹力袜可以预防血栓吗

预防静脉血拴形成，除了药物预防，还有一类叫机械性预防。最简单的机械性预防，就是注意活动，防止时间制动。除此之外，我们还可以用一些特殊的装置，如特殊设计的弹力袜。这种弹力袜跟一般袜子设计不一样。它的

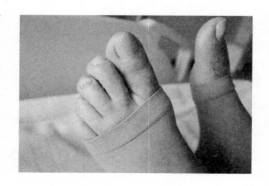

弹力结构、压力点和普通袜子是不一样的。穿上弹力袜以后，实际上它的远端，就是脚尖的压力是最高的，然后逐渐往腿上走的时候，压力是递减的。穿上以后，肌肉一收缩，弹力袜一扩张，就形成挤压力，这样可以帮助下肢的血液往上面走，能够起到促进静脉血液回流、防止肺栓塞的作用。

养生自修堂

预防肺栓塞复发，我们要这样做

1.要充分地抗凝，不能轻易停抗凝药，要根据情况来定。不能用阿司匹林代替一般的抗凝药。

2.要积极地去除造成肺栓塞的高危因素。有一些高危因素，比如说制动等，要及时地避免它。

3.一旦出现某些症状时，要及时就诊，即便没症状的肺栓塞患者，也要及时、定期地去就医、检查。特别是吃抗凝药的患者，一定要定时去检查，看抗凝的功能是不是在一个适宜的水平上。这些需要在医生的帮助下进行判断，是肺栓塞患者后期需要注意的事项。

肺动脉高压离你有多远

王 辰 | 中日友好医院院长。

肺动脉高压，其具体定义是肺血管和肺实质病变引起的肺血管阻力增高，致使安静时，肺动脉收缩压 >30 毫米汞柱或肺动脉平均压 >25 毫米汞柱或活动后 >30 毫米汞柱的肺血管疾病。75% 的患者集中于 20 ～ 40 岁年龄段，15% 的患者年龄在 20 岁以下，是一种极度严重的疾病。

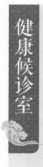

健康候诊室

悦悦：今天，我们的专家要告诉我们，人生当中最难受的感觉，是呼吸困难，是憋气。呼吸困难，可能我还比较年轻，所以没有感受过，但是有很多人体验过这样的感受。比如说他们有严重的肺病，比如说他们患有心肌梗死，我们都知道会出现呼吸困难及胸前区疼痛。其实还有另外一种很可怕的疾病，我们对它不够了解，如果这个疾病不被重视起来，它会每天加重，每天都觉得呼吸困难，到最后不能呼吸，直至失去生命。到底这是什么可怕的疾病？

王辰：这种疾病的症状有很多种，包括疼痛、瘙痒、呼吸困难等，每个人感受到某个症状的时候，都不是一个愉快的经历，都会感觉很不舒服。但相比之下，要说最难受的症状的话，应当首推呼吸困难。憋气的感觉大家想象一下，那种喘不过气来的窒息感，应当说是最难过的症状，它和濒死的感觉往往是联系在一块儿的。

到底是一个什么样的可怕疾病呢？它就是肺动脉高压。

肺动脉高压的测量非常困难

我们知道，一般的高血压是指体循环的血压高，因为它比较表浅，我们可以用普通血压计测到它的压力。肺部循环，肺动脉的压力增高了，叫做肺动脉高压，会造成循环和呼吸两个方面的影响。肺循环在胸腔里边，我们现在还不能直接用一个简单的办法测量它。如果一定要测量，最简单的无创方法，就是用超声波去间接地探查一下。而真正直接的方法，则要通过外面插一个导管，插到肺动脉里边去，这样才能测到肺动脉的压力。

肺动脉高压在诊断上难度很大，不像体循环高血压检测那么容易。如果从发病严重性上看的话，体循环高血压的后果，可能会引起脑出血、高血压性心脏病等。而肺动脉高压的后果严重程度比体循环高血压更大，因为一旦形成，它的病情是不断进展的，肺循环血流越来越不通畅，于是血液就淤积在肺里边。血液在肺组织里边，也没有办法进行气体交换，就造成了肺动脉高压的后果。

怎么会出现肺动脉高压呢

肺动脉高压不是一种简单的疾病，它是多种疾病的组合。严格地说，肺动脉高压的核心问题是肺动脉里的压力出现了异常的持续增高。健康者的肺动脉的管腔是通畅的，管壁相对较薄，而肺动脉高压患者里面的管壁是增厚的，有很多管壁组织增生，因此短管腔变得狭窄，管腔的血流被卡住了，从而使阻力增大，血流不通畅。

再往后发展，就会发生更加严重的管壁增厚、管腔狭窄，从而使血流不通畅，内部的压力增高。在一定程度上，影响心脏功能和肺脏的呼吸功能，于是出现了循环和呼吸两方面的症状，突出的症状是气促、憋气，包括严重缺氧之后出现嘴唇紫绀。

怀疑患有肺动脉高压时，要做这些检查

一旦怀疑有肺动脉高压的时候，第一步检查一般是做超声心动图，因为这是一个比较简单和无创的检查方法。超声心动图就是用超声的方法探查心脏，心脏里血液流过的时候，会形成超声的一种反应，通过这个频谱

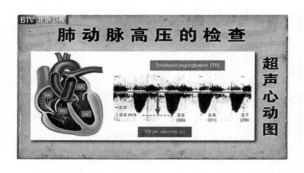

可以估测到肺动脉压力，这个估测不是一个准确的估测，但是由于它是无创的，因此可以作为一个普遍使用的手段。

准确判断肺动脉压力高或不高，还需要用一个导管，这个导管从外周的大腿根穿刺进去，送到静脉里，沿着静脉把这个导管推送到肺动脉，直接测量肺动脉里的压力，这样能够非常准确地知道是不是有肺动脉高压。而且这个导管还有另外一个很好的作用，通过它我们可以先给患者肺动脉用一些药，然后看用这个药以后肺动脉压力能否降低，这叫"肺血管的急性反应实验"。

这个反应实验跟之后用什么药来治疗，是直接相关联的。比如说，如果压力能够下降的话，可以首选钙离子治疗，这个药便宜，而且副作用也不是很大。如果压力不能降低，再用这个药的话，可能副作用就体现出来了，但治疗作用不一定能够见到。如果本身压力没有降低，我们可以选择其他一些针对治疗的药，这些就是我们要考虑的。

养生自修堂

肺动脉高压离我有多远

如果你有下列症状，活动后气短、憋气、颈部青筋暴起、下肢水肿，甚至全身水肿，嘴唇颜色发深、发暗，应在检查其他疾病的同时，考虑是否存在肺动脉高压。

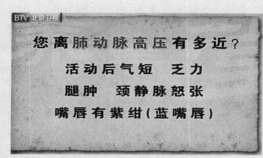

如果家庭中有人患肺动脉高压，如果本人有支气管炎、肺气肿、先天性心脏病、结缔组织病、慢阻肺等慢性肺病，或者曾得过肺栓塞，或者有风湿性关节炎等自身免疫疾病，要特别警惕肺动脉高压的发生。

BTV 北京卫视

肺动脉高压高危人群
有肺动脉高压家族史者
先天性心脏病患者
慢阻肺患者
结缔组织病患者

埋在肺部的"定时炸弹"

候生才 | 首都医科大学附属北京朝阳医院副院长。

　　我们每一个人都需要赖以生存的空气，人离不开空气就像鱼儿离不开水一样。所以说如果肺活量大，对于我们的肺是有好处的，而肺可以帮助我们把需要的氧气吸入体内，转换成营养物质。所以根据肺活量的大小，可以判断肺部的健康程度。

健康候诊室

　　刘婧：在日常生活中，有什么样的标准，可以判断我们的肺是不是健康呢？

　　候生才：你深深地吸上一口气，看能憋多长时间。医生通常在查房的时候让患者平躺着或者坐着，让他深深吸口气，然后憋住，看他憋多长时间，来判断他适不适合做开胸手术。

　　刘婧：这个也是判断肺功能、肺活量的一个方法。

　　候生才：一般在临床上憋 30 秒以上适合做开胸手术。像正常人起码能憋 50 秒到 1 分钟是比较好的。

这个小结节，可能恶变成肺癌

　　肺部的一些小结节，基本没有什么症状，大部分都是体检时发现的。据统计，500 个胸部体检的人，就有一个有小的结节，大概 90% 都是无意中发现的。这个小结节因为有时在机体内不表现出症状，要发展到一定程

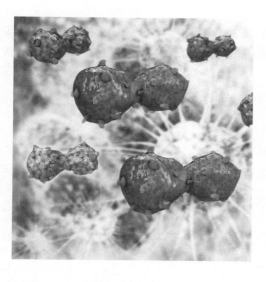

度才出现一些症状。所以我们对肺部要经常做一些检查。

可是这些小结节到底是怎么产生的呢？主要有三种情况。

1.灰尘、粉尘的吸入，比如说煤矿工人对粉尘的吸入，可以形成一些小结节。

2.细菌感染。最多见就是这一种，我们肺是一个开放的器官，细菌容易侵入到肺里，侵入到肺泡里面，在这种情况下，肺部的损伤也可以形成小结节。

3.肿瘤。肿瘤里面又分为良性和恶性的。这些肿瘤不论是良性还是恶性的，在肺部都可以形成一些结节。环境污染被列入为致癌的重要因素。致肺癌的因素方面，空气中大概有 100 种致癌物质，如 PM2.5、PM10 等都是列入致癌的前几位因素。

PM2.5、PM10 到底是什么

总是听到 PM2.5、PM10，到底它们代表的是什么呢？

PM 就是"颗粒物"的英文缩写字母，2.5、10 是颗粒物的直径，PM2.5、PM10，实际是在空气中的一些可吸入的颗粒。PM2.5 和 PM10 对机体有很大的损害，不论对呼吸系统、心血管系统，还是神经系统都有影响。

少量的 PM10 可以被我们吸入到肺泡当中，PM2.5 是可以大量地被吸入肺泡当中，因此对我们的肺造成很大的影响。

PM10 以下就可以被我们吸入到气道里面，PM2.5 直接进入到肺泡里面，而且 PM10 和 PM2.5 可以携带一些致癌的物质。空气中有很多种致癌物质，经它们携带进去以后，到了气管、肺泡里，使得肺泡和气管的细胞受到损伤、破坏，这时细胞就可以异常增生。增生以后就可以形成癌变、肿瘤，有一些会引起支气管哮喘、肺炎等。

出门应选择哪种口罩

空气中可吸入性颗粒物的含量超标时，我们出门应选择哪种口罩呢？口罩选择其实主要取决于两个方面：

1.封闭性。戴口罩的目的是把吸入的空气过滤，那就需要保持它的封闭性。口罩能够比较严合地扣到自己的面部，同时设计在前面的这个钢丝，可以卡在鼻子上，起到固定的作用。

2.紧密度。有一种口罩是挂耳朵上的，相对比较容易戴，比较方便。另一种就是带子直接套到头后边戴的，这种口罩密闭性是最好的，因为它张力比较强，扣得比较紧。

不过由于其密闭性强，戴上这种口罩，感觉呼吸不是很顺畅。因为空气中的气体要通过口罩的滤膜，进入到我们的呼吸道。如果你想要保持一个良好的通气状态，那么你就要丧失一定的密闭性；如果你要保持一个好的密闭性，你可能就要牺牲一部分的通畅度。

所以，建议一些老年人或者有一些其他疾病的患者，戴上这种比较封闭的口罩以后不要进行剧烈的活动，正常的散步是可以的。

还有一种呼吸阀口罩。因为相对较薄而且阀口可以阻止外界污染的吸入，所以这种口罩相对来说，封闭性和通畅度都有兼顾。医用口罩实际上跟这种口罩的基本功能是一样的，但是它们的阻尘的能力却

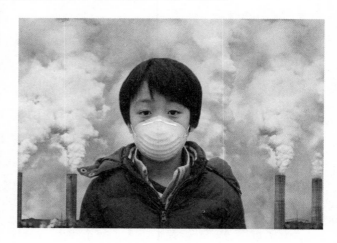

十分相同，医用口罩对 PM2.5 和 PM10 没有什么阻止作用。

从肺小结节演变成肺癌的过程

肺小结节这个概念提出来已有上百年的历史了，据临床上统计，

40%~50% 的小结节就是早期肺癌。但是还有一部分，可以考虑是良性的结节。有些良性结节随着年龄的增长是可以发生变化，如果它是随着结节自身的规律生长，而且相对生长的极为缓慢，这可能就是良性结节。

还有一些良性的结节，它不按自身的规律生长。比如说有些年龄增大、机体抵抗力降低的人，还有一些抽烟的老年人，还有一些有家族病史的人，他们的小结节开始是良性的，后来随着某些外界因素的影响，它发生突变，转变成了一些恶性的结节。

有这些症状要注意，可能是肺癌导致的咳嗽

肺癌最初的发病是没有症状而只有一些咳嗽症状。虽然有很多疾病都可以引起咳嗽，也有很多疾病都是痰中带血的，但是提醒大家，不论在什么情况下，只要我们有这种咳嗽的症状——咳嗽有痰、咳嗽无痰、咳嗽有血、晚上咳嗽严重、无原因咳嗽、刺激性干咳，都要引起重视。

我们的呼吸道是一个开放器官，细菌容易进入我们的肺里，引起感冒。感冒会引起呼吸道的症状——咳嗽。我们通过一些治疗，比如说感冒的治疗，咳嗽很快就好了，好了以后，在一段时间内不会再发生咳嗽的症状。如果治疗感冒后，咳嗽有所好转，过一段时间又开始咳嗽了，这时要引起重视。一般的感冒，咳嗽是不会带血的，如果咳嗽带血，我们就更要引起重视。

另外，如果没有什么原因，也没有感冒，总是感觉时不时就咳嗽几声，刺激性咳嗽，这种也要引起注意。

所有这些咳嗽，除非我们可以排除一些肺部疾病引起的咳嗽，否则要做进一步的检查。

不想有肺小结节，就要这样预防

1.要有个好的心态。

2.在雾霾天气戴口罩。

3.做一些有效的咳嗽，比如说早晨起来刷牙，或者晚上睡觉前刷牙，或者我们从外面走了一天回来，都可以做一些有效的咳嗽。

4.在一些空气比较好的地方做一些呼吸操，对我们肺部有保护作用。

空气中一部分灰尘可以通过口罩进行隔离，有一部分就直接进入我们的呼吸道，如果它通过上呼吸道进入体内，会形成一些痰液，我们如果不能有效地把它咳出来，它就会在局部形成感染，长此以往最终形成癌症。如果这个时候把它有效地咳出来，就可以把肺部保护起来。

到底什么样的咳嗽是有效咳嗽呢?

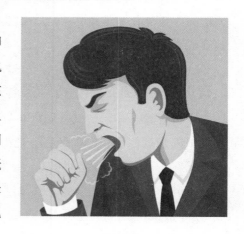

我们平时不仅需要被动咳嗽，即有疾病刺激气管引起的咳嗽，同时也可以主动咳嗽，把肺部的一些浑浊东西咳出来。我们正常的呼吸，实际上肺活量只是 300 ~ 500 毫升，而我们咳嗽时可以达到 1500 毫升、2000 毫升，甚至是更高的肺活量，目的就是把肺部更深入的一些脏东西和一些气管内的附着物咳出来。

那么怎样咳得更好呢？其实主要是取决于咳嗽时需要的肌肉，一部分是胸部肌肉，一部分是腹部肌肉。腹部的肌肉，对肺活量的影响在 75% 以上。比如在游泳时，当水没到肺部的时候，会觉得有些憋气，是因为水的压力使隔肌活动受限制了。咳嗽的时候，我们尽量用腹部的肌肉，先吸气，吸气的时候要把腹部鼓起来，把手放到肚脐附近，然后突然间咳一下，把声门憋住突然间收腹。这样多练习，咳的痰液就比较多一些。注意吸气的时候，要用鼻子慢慢地深吸气，做一些有效的咳嗽、咳痰，并不一定要求每一次都是有效咳嗽，可以没有痰，这样对肺也能起一个震动、保护的作用。

一般主动咳嗽主张在清晨的时候，因为前天晚上睡觉的时候，平静的呼吸时间比较长，痰积累得相对多一些，晨起咳嗽几声，对肺可以达到一个良好的保护目的。

具体操作时可以把手先放到腹部，这样可以体会得更切实一些。然后吸气、数三秒钟再把痰咳出来就行。

得了肺小结节，这样治疗更有效

从概念来讲，肺小结节实际就是在肺实质内，小于 3 厘米，不伴有淋巴结肿大，不伴有发热，不伴有肺不胀的，在影像学上表现为一种阴影和孤立的结节病变。

小结节检查出来以后，我们要进行综合判断，如果是恶性的，最好的办法就是手术切除。患者不必恐惧，实际上现在的手术方法很多，不像过去我们做开胸手术，切口很大。现在用胸腔镜就可以做肺部手术。另外，我们通过胸腔镜手术，将小结节切下来后马上拿到病理科将其化验，检查结果如果是良性的，把它切除后，就不会再出现了。检查如果是恶性的，就将它周边的一些肺叶全部切除，然后清扫淋巴结。如果淋巴结没有转移，也不需要进行化疗，患者就可以治愈了。所以说，小结节一定要早期确诊，早期治疗，这是最有效的办法。

养生自修堂

日常生活中想要保护好我们的肺脏，有什么好的方法呢？

1.要养成良好的生活习惯。不吸烟，按时作息，不熬夜。如果又抽烟又熬夜，这种习惯对肺肯定有影响，因为肺随着身体整个机体的变化而变化。所以说必须保证良好的生活习惯。

2.有肺部疾病尽量及时就诊。因为肺是一个开放的器官，易引起呼吸道的症状，所以说肺部疾病要早治疗。比如说肺炎、支气管炎、肺气肿，都需要早治疗，把我们肺部早期疾病治疗好，这样就不至于形成一些小结节。

咳血是由哪几种肺部疾病引起的

1.肺结核。在上世纪五六十年代，肺结核比较盛行，咳血比较多。

2.肺癌。现在肺癌发病率比较高，很多肺癌到了一定程度会出现咳血，不是所有的肺癌都咳血，但是只要有咳血这种症状，肺癌的可能性还是有的。

3.肺炎和支气管炎。这是肺部常见的疾病，因为肺部有疾病以后，肺里面的支气管、毛细血管被不断侵犯，长此以往会出现血管破裂。比如说肺循环的小血管破裂，咳血相对比较少，如果是支气管的气管破裂，咳嗽以后咳血量比较大。

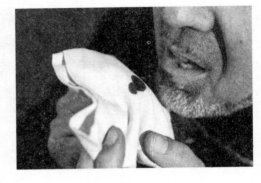

4.哮喘。咳的时间比较长，是由于某种疾病引起的咳嗽，比如说哮喘。咳的时间长，咽部毛细血管破裂，带一些血丝，或者出现痰中带血、咽部鲜红。

5.支气管扩张。支气管扩张所导致的咳痰、咳血量比较大。环境污染使细菌被吸到肺里，再被吸到一些支气管里、肺泡里，这个时候出现支气管黏膜增生，特别是毛细支气管增生，增生以后支气管壁弹力就发生变化，痰液排不出来，就在这里面堵塞了。长期的堵塞，痰液咳不出来，在支气管内形成感染，从而使支气管壁失去弹性，最后形成支气管扩张，引起咳血的症状。

有这些症状要当心，可能是患有支气管扩张

咳痰

咳痰量非常大，不定时的咳痰，随时都可以咳。一般痰液都有100 ~ 200毫升，严重的话有500 ~ 800毫升。痰液也有特点，有分层——一层气泡、一层脓痰、一层组织。除此之外还有泡沫，还有很难闻的气味。

患者机体抵抗力比较低，经常容易感冒，感冒以后咳痰就比较多。

反复咳血

有些患者是痰中带血，主要是以咳痰为主，偶尔咳血；有一些患者是反复咳血，咳血量比较大。有一些患者是每次咳一口痰，再咳一口血，有时痰中带着血，这种情况是支气管扩张的一个重要表现。但是每天咳血量也是比较大的，而且咳血容易引起窒息，因为它防不胜防，突然一下咳血，血一下涌出来，就可能造成气管的堵塞，引起窒息，从而死亡。

出现杵状指

杵状指就是支气管扩张，由于长期的慢性缺氧，引起我们的手指头、脚指头变肥大。

高分辨 CT 可以确诊支气管扩张

支气管扩张的诊断，除了通过临床上的一些症状进行判断，还可以通过看胸片、支气管造影的方法进行判断。支气管造影，是把管子放入到气管里面，再往里面注入碘油，这个造影过程中患者会比较痛苦。

通过胸片如果怀疑患有支气管肺部感染及支气管扩张，我们就可以做CT——低剂量 CT、高分辨 CT，这种检查是非常准确的。

医生这些建议，可以改善支气管扩张

1.轻度支气管扩张的时候，不需要做手术，但要加强自我防护，要避免感冒，尽量增强机体抵抗力，加强锻炼，做一些保护肺的动作。

2.有效排痰，这是预防支气管扩张的最好方法。

养生自修堂

正确排痰的方法

1.体位引流，通过体位变化使痰自行排出，它的原理就是水往低处流，让支气管处于一种倒的状态来咳，这样痰比较容易咳出来。

病变在肺的不同部位时，通过这个体位的变化，让痰液处于一个最高的点，在重力的作用下，顺着气道流出，这就是体位引流的原理。

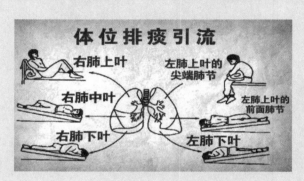

总结两个原则，上叶的病变头高脚低，下叶的病变头低脚高，中叶的病变可以头脚齐平。遵循一个原则，就是病变部位在上的原则。

体位引流是治疗肺部疾病的一个方法，但不是适用于每一个患者。有的患者支气管扩张之后，以咳血为主要表现，而且出现过多的咳血时，这种体位的排痰要慎重，因为血涌出来以后容易导致窒息，所以原则上这种患者不太适合这种排痰方法。

2.雾化吸入，通过雾化吸入一些治疗支气管扩张的药物，雾化吸入以后，患者就想咳嗽，可以把痰液咳出来。雾化吸入有两个好处，一是稀释痰；二是让支气管再扩张一些，有利于痰液排出。

在临床上，有效咳嗽、体位排痰、雾化吸入，对支气管扩张这种疾病也有很多的好处。

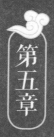

第五章

养肾就是养命，
你的"命"还好吗

肾虚非常普遍，不分男女，甚至不分老幼。经常会听到身边有人说，"总觉得累，腰酸疼""我手脚冰冷""头发一把一把地掉"……

你知道吗，不是只有性生活频繁才会导致肾虚，经常熬夜、压力大、长期吸烟酗酒……都会导致肾虚！现代人的这些坏习惯，让肾虚越来越肆虐！

肾虚了就想补，但是补错了更伤身，要怎么补才合理呢？

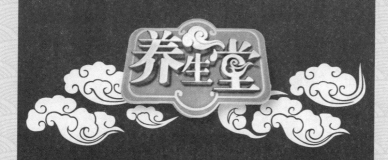

肾不好的悲剧

刘文虎 | 首都医科大学附属北京友谊医院肾内科主任。

　　在我们身体当中有一个脏器，它负责水液代谢、过滤、清洗，然后把有毒的部分滤出去，它就是肾脏。肾脏每天要吞吐的液体量是 180 升，大家可以想象我们的肾脏有多累，如果把它累垮了，后果可想而知。

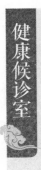

　　悦悦：我们的肾脏每天要吞吐 180 升的液体量，那我们的肾脏有多大呢？

　　刘文虎：人的肾脏几乎和我们手的握拳大小一样。

　　悦悦：肾脏每天吞吐这么多液体，这是我们以前都不敢想的，这么小的脏器要承担这么大的工作量。所以在生活当中我们常常说，人很容易觉得疲乏，中医会讲，你是不是肾气虚了。今天我们看到这么直观的数据和场景，让专家来说说，我们的肾脏是不是非常累？

　　刘文虎：确实这样，大家已经很直观地看到了，150 克重的两颗肾脏，要完成 180 升液体的吞吐，大家可以想象它的工作强度有多大。实际上，肾脏在体内起着非常重要的作用。

　　1.生成尿液，排泄体内的代谢产物。我们身体的细胞代谢会产生很多废物，要将这些废物排出体外，就要形成尿液排出去。

　　2.维持体液的平衡和体内酸碱度平衡。

　　3.内分泌功能。

肾不好的悲剧：难过手术关

在临床上，一旦肾不好，很多手术是没有办法安全进行的。

举一个例子，一位 78 岁的老年患者，突然查出来肺动脉里形成了巨大的血栓。他的临床表现是紫绀，而且躺在床上喘不上气，就像被勒住脖子一样。在这种状态下，如果不取出血栓，是非常凶险的。幸亏他的肾功能好，所以手术取得了成功。

为什么说做手术要求肾功能好呢？一个用了将近 80 年的肾脏，和一部机器一样会长期磨损，它的代偿能力会差，而做这种手术一定要实行心肺旁路，即要靠体外的一个循环来维持生命，就是先让心脏停止下来不让它跳，把血栓取出来，用体外的机器来转动血液。这个时候要灌进很多液体进去，那术后就要把水排出来。如果肾脏不好，一个近 80 岁的老年人，很难想象让他的肾脏负荷超过 180 升的运转。根据评估，最后手术如期进行，不但顺利把血栓取出来，而且心脏的功能、肺的功能以及肾的功能都得到了保护，患者身体恢复非常好。

肾脏不好，他体内的液体不能调节平衡，酸碱不能平衡，废物不能排出去，内分泌功能也差，一旦进行大手术，往往会增加手术风险。

肾不好的悲剧：骨头的末日

举一个例子，一个透析患者，45 岁，身高大概 174 厘米。经过十多年的透析后，他的身高只有 165 厘米左右，整整矮了 10 厘米。这就是在透析治疗过程当中，肾脏丢失钙之后的一种疾病，叫退缩人综合征。

这与我们的肾脏是有关系的。肾脏的作用是调节体内水液的代谢、维持体液的平衡和体内酸碱度、调节内分泌等。大家都知道维生素 D 和钙、骨头有关系，吃进去的维生素 D 在体内是没有生物活性的，它在体内必须转化之后，才能够促进我们骨骼正常的代谢和钙的吸收。那么这种活性形式的转变，其中一个重要的环节是在肾脏进行。如果肾功能没有了，那么吃进去的维生素 D 在体内不能进行转化，对骨头的健康以及身体胃肠道吸收钙，都没有什么太大的促进作用。所以在这个状态下，长期缺钙，最后人就变得越来越矮了。

肾不好的悲剧：加速衰老

当肾脏好的时候，肤色就会红润有光泽，因为肾脏里会产生一种激素——促红细胞生长素，就像礼花一样，如没有引信，礼花就不会绽放出美丽的光彩。因为体内的红细胞是有寿命的，红细胞没有细胞核，它活够120天就会自动被降解，所以就需要体内不断有激素来刺激红细胞的生长。这个激素就来源于我们的肾脏，所以如果肾脏功能丢失之后，患者的脸色是干、黑、

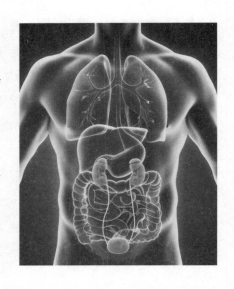

没有光泽的，有很多斑，甚至还有很多小的、痒的丘疹，出现皮肤溃烂的情况。所以一般来说，患者透析不充分的时候，脸色往往不好。

肾不好的悲剧：尿毒症

尿毒症不是绝症，在当今医疗状态下，尿毒症至少可以通过两种途径来解决。一种办法是透析，另外一种办法是做肾移植。

目前来讲，国内一次标准的透析在4个小时到4.5个小时，每个星期

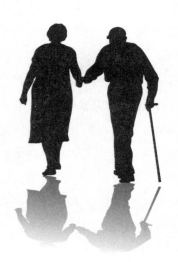

要想生活质量好的话，至少要透析3次，当然也得根据患者的肾功能状态做适当调整。一般来讲，就是一个星期去3次，隔天去一次，每次透析4个小时。

到了尿毒症阶段是没有办法逆转的。但在早期阶段，肾脏病逆转是有可能的。

养生自修堂

我们可以从尿液来判断肾的健康程度。

一般来说，正常人的尿液应该至少是通透的，颜色是黄、微黄，或者淡黄，但是不能浑浊，如果浑浊，则可能是里面受感染了。比如尿液里边含有结晶成分比较多，它就会变得混浊，这个时候就要注意了，至少浑浊不是个正常现象。注意有下列情况。

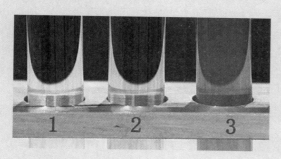

1. 色素。比如你吃了某种含有红色色素的食物，色素在体内不吸收，没经过任何代谢就排出来了。

2. 血红蛋白溶血之后。有一部分人的血红蛋白尿在临床上会溶血，比如说吃了蘑菇、鱼胆，就会导致溶血。溶血之后，血红蛋白尿排出来像红葡萄酒一样红。

如何健康补肾

李曰庆 ｜ 国家级名老中医，北京中医药大学东直门医院首席教授。

如果说人体是一棵生命之树，那么肾就相当于树根，所以肾是非常重要的。如今补肾的药、保健品非常多，保守估计有上千种，有些补肾的中成药是 OTC 非处方药物，患者有时候自己随意到市场、药店去买，这样容易出问题。补肾很重要，但是不能乱补，否则效果会适得其反。

悦悦：大家有没有听过这个说法，说民间有一些东西，吃了可以补肾。比如小米、虾、腰子，今天我们要讨论一些民间补肾的说法。对于补肾的食物，好多人都能说出几种来，因为大家好像对于补肾两个字有特别深的认识。最早的时候，一提肾虚就说要去看中医。补肾的观点已经根深蒂固了，但是这个肾怎么补呢？如果补错的话，它有可能还会起到副作用。

李曰庆：从这里也能看出肾的重要性，但是对老百姓来讲，中医所说的肾脏的生理功能他们并不是十分清楚，可以说是一知半解。所以说，补肾是重要的，但不能随便补。

吃腰子补肾，差点害了他的命

有这么一个案例：

有一位先生，准备要宝宝了，来我们科室做了一个精液常规检查，结果出来以后，他的精子数目相对偏低一点。按照世界卫生组织的标准，精子数量1500万/毫升以上是正常的，他是1100多万/毫升，是偏低的。然后我说，你要不要吃药调理呢？这位先生他很爱好养生，有一个观念非常坚定，就是药补不如食补，他说我先食补吧。

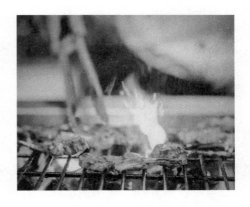

过了三个多月，他又来了，他说太太还是没有怀上，希望再做一个精液常规检查。这一次的结果比上一次还要差，只有700万/毫升。

他又拿了近期的一个体验报告给我看，结果发现他的肝功能转氨酶出现了异常，这个时候我就警惕了。我说你回去食疗，你都吃的什么啊？他说，听说吃腰子补肾，于是回去这三个月没少吃腰子，烤的、炒的，就差炖的。我听到这儿，心中有数了，建议他进一步做个检查，最后发现他体内的重金属铬是超标的。

因为腰子里面含有的重金属铬是偏多的，如果长期大量吃的话，有可能造成人体内重金属的堆积，从而影响肝脏和肾脏的功能。同时它还会降低精子的密度，降低精子的活力和存活率。

所以说一味大量地吃腰子，不仅起不到补肾的效果，而且有可能造成更严重的问题。

温馨提示

外行吃腰子，内行吃羊宝。腰子是羊的内肾，真正补肾的应该是羊的外肾——羊宝。它不但含有蛋白质，而且含有一些激素，如雄性激素，所以羊宝具有补肾的功效。羊宝虽然能补肾，但1~2周吃1次就可以了。精少、精弱、不育的患者，开方用药的时候，用一些动物的睾丸，如三鞭酒，也可补肾。

十男九虚并不科学

　　关于肾虚的一个问题，我的一个研究生在做课题的时候，曾经对性功能障碍做了一个流行病学的调查。他调查了 700 多例患者，其中因为肾虚所导致的性功能障碍只占到 32.9%，导致性功能下降的其他因素，如肝气郁结、气血淤阻、湿热下注也很多。所以，十男九虚这种说法是不严谨、不科学的。

　　当然，性功能障碍的原因很复杂，它往往不是单一的因素。比如说肾虚，它可以伴有肝郁、血淤、湿热等表现，而单纯的肾虚导致的性功能障碍患者才占了 1/3 左右。

脱发需要补肾吗

　　脱发就补肾，这是一个误区。中医说肾藏精，主骨生髓，其华在发。发是血之余，头发需要靠血液的滋养才能够亮丽浓密，发为肾之华，就是说头发是肾的外在表现。有一些脱发可能与肾虚有一点关系，但是脱发不一定都是由肾虚引起的。

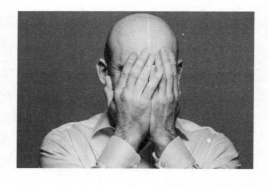

　　脱发的原因有好多种：第一，常见的脂溢性脱发，头油很多；第二，斑秃；第三，由于男性雄性激素分泌过旺，也导致脱发。如果是雄性激素过盛引起的脱发，再用补肾的办法，那反而是火上浇油。

　　所以说，有一些肾虚可以导致脱发，但是反过来讲，脱发不一定就是由肾虚引起的。

　　究竟什么样的脱发可以通过补肾来缓解呢？当脱发的同时出现了肾虚的主要症状，如腰膝酸软或疼痛、牙齿松动、耳鸣耳聋、精少不育、经闭不孕，此时采用补肾的方法，脱发的症状有可能得到缓解。

耳聪目明与肾精充足有一定关系，但是并不是所有的耳鸣都是由肾虚引起的，譬如说肝阳上亢。脾气不好，肝阳上亢，肝火上炎，它也可以导致耳鸣。如有肝阳上亢、肝火旺的症状，用补肾的办法就会加重它的症状，不但耳鸣没好，反而使头晕、失眠、烦躁症状加重了。从中医角度讲，一定要辨证求因，审因论治。

肾应当怎么补，补肾的首要原则是什么

补肾的时候首先要分清楚人体的阴和阳，到底是阴虚还是阳虚。阴虚就像土壤里面的水少了，土壤里面的水是植物生长的源泉，如果水少了植物会干枯，那么人体的水少了，人也会干枯，甚至还容易发生"火灾"，所以说会有阴虚火旺，人会变得烦躁、易怒、潮热盗汗，这个时候就要补阴。阳虚就像自然界的太阳被乌云给遮着了，没有阳光，就会变得寒冷、阴沉，那么人体的阳如果虚了，他就会怕冷，变得情绪低落。如果把阴阳辨错了，补错了，治疗之后问题会更大，效果会适得其反。

阴对于人体有滋养濡润的作用，如果阴虚，就会出现口干、盗汗、五心烦热、舌质偏红，会有内热。阳气对于人体有温煦、推动的作用，如果阳虚，就会畏寒怕冷，腰膝发凉、舌质淡胖。不管是肾阴虚还是肾阳虚，它们共同的症状是腰膝乏力。

所以说在补肾阴、肾阳的时候，一定要平调阴阳。我们出现阴虚阳虚的症状，也不是短时间内形成的，一般都是长时间不良的生活方式造成的，那么我们在补益的时候，也不能急于求成，要平和。一般我们在治疗男科疾病的时候，都有 3 个月的时间，3 个月是 1 个疗程，阴虚的慢慢补阴，阳虚的慢慢补阳，同时让他的机体去修复，这样会起到一个比较好的效果。

大葱可以补肾，是谣言吗

大葱是一种非常好的食材，它性温味辛，不但有温阳、发汗、解表的

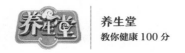
作用，还有温肾助阳的功效。但真正有病的时候，还是要用药物治疗，光靠吃点大葱是解决不了肾阳虚这个问题的。也就是说，大葱是可以补肾的，但是不能完全依赖它。

专家自己用的补肾延年药酒方

红花有活血的作用，黄芪有健脾益气的作用，枸杞子有补肾的作用，白芍有柔肝敛肝、活血的作用，肉苁蓉也是补肾的药物，三七有活血功效。

补肾延年药酒方

黄芪10克　　三七9克

红花 6克　　白芍9克

肉苁蓉10克

枸杞子10克

在补肾之前一定要健脾，因为我们喝进去的中药、药酒，吃进去的食物都要通过脾胃的运化，如果脾胃不好，那么吃的药物可能吸收效果也不好。

从整个药酒的处方来看，不仅要补肾，同时我们要辨证论治，有肝郁的配合疏肝，有血淤的配合活血，有湿热的配合清热利湿，当然更多的情况是既有肾虚又有肝郁，既有湿热又有血淤，非常复杂，所以说要辨证论治。

这个配方酒我们用的是黄酒，这些药配1000毫升的黄酒，然后泡半个月以后才能够开始喝，每次50毫升，一般是晚上喝。

但要注意，在这些情况下不宜喝这个酒：第一，对酒精过敏者不要喝；第二，在感冒发热、上火的时候不要喝；第三，平时容易上火、烦躁的人尽量不要喝；第四，肝功能不正常者不要喝。

养生自修堂

海产品有补肾的作用。除了虾以外，其他的一些海产品，如牡蛎、海参、海带、海藻等，都有补肾的作用。所以说，如果不是为了治疗的话，平时大家可以通过食补吃一些海产品，来达到平补作用。

吃出来的肾之祸

刘文虎 | 首都医科大学附属北京友谊医院肾内科主任。

肾是人体的重要器官，负责排泄废物和毒素，吃得太多、太甜和胡乱服药物，都会加重肾脏的负担，肾脏长期不间歇、高负荷地运作，便很容易患病。所以，大家一定要注意饮食健康，千万别吃出肾病来。

健康候诊室

视频：一只只小龙虾个头非常大，记者以饭店老板的身份来到了南门市场的水产摊位，发现这里的小龙虾与饭店吃的有所不同。这些虾的虾壳呈黑色，看起来很脏，而饭店内的龙虾往往看起来很干净，有的甚至是透明的，这是怎么回事呢？

其实这些虾是被做过手脚的。他们在洗虾时所用的材料叫草酸，就是人们所熟知的“洗虾粉”，能把小龙虾快速洗干净。

草酸有很强的毒性，如果有人食用了残留草酸的龙虾，轻则会引起呕吐腹泻等肠道疾病，重则会导致人体肾脏衰竭。因此专家提醒，用洗虾粉洗过的小龙虾往往看上去非常干净、色泽光鲜，而且小龙虾的虾钳很容易脱落，如果餐桌上的小龙虾虾钳普遍较少，那就应该小心了。

随后记者又来到另一家店，这一家店的菜单上明确标明有老汤锅底，而店内墙壁上的宣传画也明确地说老汤历史悠久，而且还具备温和滋补的功能。这老汤是循环式的，这秘方有 100 多年了，同时说明这老汤也有 100 多年了。

网上有一种说法，水煮时间长了会产生亚硝酸盐，而亚硝酸盐是一种致癌物质。那么，这100多年的老汤反复熬制，喝了以后会不会对人体产生危害呢？

刘婧：反复煮的老汤喝多了会导致尿酸高，而洗虾粉跟草酸有关系，如果摄入草酸多了对身体也不好。无论是尿酸还是草酸，都会对我们的肾脏造成影响，负担大了，肾脏的病就出来了。怎么吃会吃出肾脏病呢？尿酸、草酸到底是什么？怎么吃会对肾脏健康有帮助？

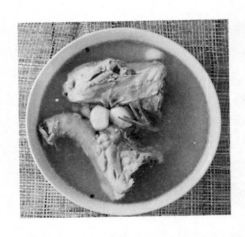

爱喝骨头汤，却喝出肾病

有一个案例：有一位男士吃得比较多，几乎一日三餐都喝汤，他常喝的几种汤是排骨汤及各种菌类的汤。10年间，他的体重增长了35千克，现在是89千克（身高155厘米）。体重在增长，而且发现体内的转氨酶也越来越高，严格意义上来讲，肌酐增高就是有严重的肾脏病。

那么肌酐和肾脏有什么关系呢？

我们肾脏有一个重要的功能是滤过、排毒。在我们身体状况很好的前提下，体内的肌酐和肌肉的含量有关，体内由肌肉代谢出来的一个标志产物就是肌酐。肌酐在体内是恒定的，而肾脏是排毒的，这种肌酐在体内也是废物之一，应该把它排出去。所以如果你肾脏好，肌酐就稳定，就不会高；如果你肾脏不好，肌酐排不出去，它就在体内蓄积起来，所以就代表肾脏已经发生了严重的破坏，即严重的肾脏病。

在这种状态下，那位男士依然还在喝汤。为什么呢？因为他的朋友告诉他，得了肾病更要补，不补的话会缺钙。同时还发现一个问题，在他的关节部位，可以看到鼓起来的像树瘤一样的一个一个的结节，这是痛风石，检查尿酸时，他血中的尿酸已经高达 800 毫摩尔 / 升。最后我们给他的诊断就是尿酸性肾病，俗称"痛风肾"。

所以说，对于我们饮食当中不恰当的成分，长期吃显然会对肾脏这种解毒器官带来很大的伤害。

温馨提示

蘑菇中含有一种物质叫嘌呤，而且含量很高，而肉类煮完了之后嘌呤也很多，所以这些骨头汤、蘑菇汤，它们含的嘌呤比较高，嘌呤在体内是可以转化成尿酸的，如果长期喝，就会导致高尿酸血症。

痛风是吃出来的

我们是先吃了很多含有高嘌呤的食物，然后才会患高尿酸血症，然后进一步进展就会患急性肾衰竭、肾脏结石、慢性肾衰竭，并且伴有高血压。

因为我们吃高嘌呤食物之后，体内如果存在代谢障碍或排泄障碍，可能会造成尿酸过高，同时出现痛风，伴随关节疼痛，脚红、肿、热、痛。

如果长期的痛风不能解决的话，这种尿酸就会逐渐沉积在我们的关节、肾脏，之后它就会阻塞我们产尿的肾小管。肾小管在肾脏内像一根根的空管，尿酸的溶解度是比较低的，不断堆积，就像家里的自来水管生了锈被堵住了。慢慢

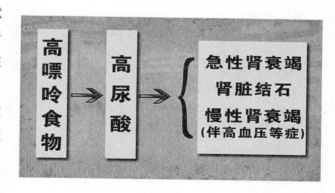

地，我们的肾脏就开始纤维化，就会逐渐出现肾衰竭、尿毒症。

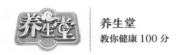

高尿酸导致的慢性肾衰竭有什么样的表现

1.它不一定有很典型的痛风发作的病史。

2.这样的患者主要是在血液当中检测到问题。血液当中，一个是尿酸高，一个是肌酐高和尿素氮的增长，这三项指标会增高。

高尿酸导致的慢性肾衰竭

※早期没有任何症状

※中晚期肌酐高 尿酸高 夜尿多 高血压 腰痛等

※甚至直接尿毒症阶段

3.如果症状加重之后，患者会逐渐出现疲乏无力、食欲不振、恶心呕吐，甚至皮肤严重搔痒。

有一些透析的尿毒症患者，有皮肤严重瘙痒的症状，特别到了晚上，挠得浑身全是血痂，痒得厉害，实际上这是尿毒症的毒素在侵蚀我们身体的皮肤。还有的人严重抽筋。

高尿酸血症所导致的慢性肾功能不全，即肾衰竭损伤部位在哪里呢？不是在肾小球，是在连接肾小球后边的这个肾小管上。所以很多患者在检查的时候，他的尿常规检查往往是正常或几乎正常，就是说一般没有蛋白，很少有潜血。随着时间的延长，这些患者晚上起夜的次数会增加，也就是说夜尿在增多。

温馨提示

夜尿增多有几个标准：

1.晚上的尿比白天的多，即夜尿量超过白天的尿量。

2.晚上起夜的次数超过2次。

3.夜尿增多的同时，伴有尿痛、尿急。

喝啤酒、吃烤串，也可能引起痛风

尿酸正常的参考值应该在178~416毫摩尔/升。有过痛风发作的患者，当药物治疗之后，他的尿酸可以低于上限值，比如说他的尿酸只有380毫摩尔/升。但380毫摩尔/升的时候也未必

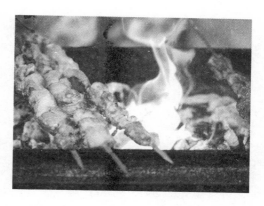

安全，比如他嘴馋，晚上去喝啤酒、吃烤串，第二天他马上就会出现疼痛，这时候尿酸也许还在400毫摩尔/升以下，但这个时候他的尿酸引起痛风的激发点，这个水平已经下降了，即一个比较低的水平，就可以诱发痛风发作，也就是说，这个时候他的身体已经受到很大损害了。

这些食材的嘌呤高，痛风患者要慎食

常见的高嘌呤食物（每百克150~1000毫克）	肉汁、沙丁鱼、动物脑
常见的较高嘌呤食物（每百克75~150毫克）	扁豆、大部分鱼类和贝类、大部分肉类
常见的中嘌呤食物（每百克小于75毫克）	芦笋、菜花、四季豆、青豆、豌豆、菠菜、蘑菇、麦片、鲫鱼
常见的低嘌呤食物	芹菜、酸奶、卷心菜、鸡蛋

降脂药不能随便吃，否则可能导致急性肾衰竭

在临床上所用的药当中，排在第一位导致磷酸肌酸激酶增高的是降脂药。服用降脂药的过程中，不能随意去搭配。比如说降脂药中有他汀类和

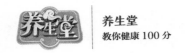
贝特类，这两类药作用机制是不一样的，如果搭配服用，容易引起磷酸肌酸激酶增高。而磷酸肌酸激酶增高，就有患横纹肌溶解综合征的风险，而横纹肌溶解综合征往往会导致急性肾衰竭。

有一位 50 多岁的患者，他认为自己的血脂不理想，医生又不给他开过多的药物，所以他擅自把不同类别的降脂药放在一起服用。这位患者大概吃了 1 个星期，就出现了不良反应，没有力气、肌肉疼痛。最后到医院的时候，他的肌肉一触碰就疼得非常厉害，这时的尿量也很少，而且尿色偏红。经医院检查，他的肌酸激酶已经接近正常值的 50 倍了，肌酐也已经超过了 400 毫摩尔 / 升，这就是典型的横纹肌溶解综合征引起的急性肾衰竭。

养生自修堂

肾病水肿，往往存在有两种情况：一种就是体内的水真的多了；另外一种就是体内的水并没有明显多，而是分布得不正常，或者说两种情况都有，体内的水既多又分布不正常。如果说患者体内仅仅是水多，常常早晨起来的时候，脸和眼睑是肿的，这个时候你按腿，一般没有或者有不明显的坑。因为晚上睡觉躺平的时候，我们的眼睛这个部位位置低，所以容易水肿。站起来活动后，到了下午，乃至于睡觉前的时候，你会发现眼睛水肿情况好转了，这个时候按脚面却能按出坑来。这常常是早期肾病性水肿的一个特点。

补肾先辨真与伪

王耀献 | 北京中医药大学东直门医院院长、主任医师。

中医有肝肾同源之说，即肝与肾的关系非常密切。第一，从五行上说，肝属木、肾属水，肾为肝之母，肝为肾之子，两个人是母子关系。第二，从功能上看，肝主疏泄，肾主藏精，一藏一泄，一动一静，藏泄互用。第三，肝藏血，肾藏精，肝血有赖于肾精的滋生，而肾精又赖于肝血的补充，精和血之间互相滋生互相转化。

有一些貌似与肾主骨有关的症状，像腰疼、疲劳等，容易被误认为肾虚，实际上可能是肝主筋的功能出了问题。

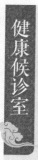

李然（嘉宾）：我们楼里面那个张大妈，最近老是感觉不舒服，后来她自己分析了一下说是肾虚。她跟我讲完这个症状之后，我也非常认同她这种说法。

悦悦：她都是什么症状，也是尿频吗？

李然（嘉宾）：尿频、疲劳，还有主要是腰疼。

王耀献：其实关于肾虚的误区很多。

悦悦：是。

王耀献：所以为了提醒大家，我专门提了一个新名词，叫假性肾虚。

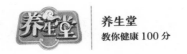
腰疼，是肾虚还是肝郁

是肾虚的腰疼，还有肝郁的腰疼，主要从四个方面区分。

1.从疼痛的部位来看。肝郁引起腰疼，它疼痛的部位不仅限于腰部，往往还会涉及前胸后背、两肋、两跨，包括下肢。肝郁引起腰疼，如果从部位划分，几乎全身各处都可以涉及。肾虚腰疼很简单，就局限于腰部、脊柱两侧。平时你叉腰，如果只有腰部脊柱的两侧疼，应该是肾虚腰疼。

2.从疼痛的性质来看。肝郁引起的疼痛，在清代有一本医学专著叫《医学心悟》，它描述腰疼，"走注刺痛，忽聚忽散，脉弦急者气滞也"。就是说肝郁引起这种腰疼，它是胀疼、窜疼，如果有血淤，它会出现刺痛，像针扎一样。平时说的岔气，那就是典型的气滞血淤的腰疼。肾虚刺痛，它是一种空疼，感觉到里边是空的，酸疼，喜欢揉喜欢按，喜欢用两个手撑着。

3.从疼痛的时间来看。肝郁引起腰疼呈阵发性，有时候轻，有时候重，最典型的肝郁腰疼一般是指早上7：00到下午15：00之间出现的腰疼。肾虚腰疼，它没有规律性、是持续的，劳累以后会加重。

4.从伴随的症状来看。肝郁引起腰疼，往往伴有烦躁易怒，有情志方面的抑郁或者有精神刺激，还有舌头会有淤点淤斑。肾虚腰疼，往往伴有肾虚的表现，像精神萎靡、头晕耳鸣、健忘、早衰等。

养生自修堂

肾虚腰疼应补肾，肝郁气滞腰疼应疏肝解郁，即疏肝理气、活血止疼，这是总的原则。

临床上常用两种药。一个是白芍，一个是生甘草。可别小看这两个药，它们配在一起就是一个方子，叫芍药甘草汤，可以达到柔肝止痛的效果。

芍药甘草汤出自于医圣张仲景《伤寒论》的方子。这个原方主治津液受损、阴血不足导致的经脉失养、抽筋、痉挛等。但后世发现这两个药能调和肝脾，缓急止疼。后来便广泛运用于各种疼痛，比如说头疼、胃疼、肚子疼、腰疼、痛经等。

芍药味酸，有养阴柔肝的作用，甘草味甘，有益气补虚的作用，两味药合用具有酸甘化阴、缓急止痛的功效。在家里可以用 15 克芍药和 3 克甘草冲泡，代茶饮用，可缓解肝郁造成的身体疼痛。

疲劳到底是肝郁引起的，还是肾虚引起的

疲劳是由肝郁还是肾虚引起的，可以从四个方面来区分。

1. 性别因素。就是男女情况会不一样。

2. 因为肝主筋，所以说肝性疲劳是围绕着筋来表现。比如全身或者某一块筋肉酸楚乏力，有的还抽筋，有的感觉关节有点发僵，还有的会出现手抖、头颤。而肾主骨，所以说肾性疲劳，往往是以骨的表现为主，表现为骨软无力、骨质疏松等。

3. 从疲劳的加重和缓解因素来看。肝郁引起疲劳，它与情绪有关，如果是正面情绪，比如高兴、兴奋的时候，疲劳就会减轻了。假如是负面情绪，比如抑郁、压力大、紧张、悲伤，疲劳就会加重。这种疲劳休息以后缓解不明显，运动以后反而减轻。肾性疲劳则相反，它与情绪没关系，劳累以后反而会加重，休息以后会稍稍缓解。

4. 从伴随的症状来看，肝郁疲劳往往伴有肝郁症状，有的人还有肝血亏虚的表现，比如说胸胁胀满、烦躁、焦虑或者双目干涩，看东西模糊，指甲干枯脆薄。因为肝主筋，其华在爪，它的伴随症状与肾虚不一样。肾虚的表现是早衰，有的人长得比较老相，没有精力和活力，听力也差，记忆力也差等。

调肝养血茶

以下这个养生茶，针对的是肝郁造成的疲劳。

玫瑰花有疏肝解郁、调气血等作用；玳玳花闻起来香气浓郁，可以缓

解紧张情绪；枸杞子主要是取其养血舒筋的作用。这道调肝养血茶用 2 克玫瑰花，2 克玳玳花，5 克枸杞子，用 300~400 毫升热水冲泡，每天饮用 2~3 次，可以消除肝郁引起的疲劳。

尿频不等于肾虚

一提尿频，很容易跟肾虚划等号，因为肾主膀胱气化。很多人认为尿频就是肾虚气化无力。其实在临床实践中，有一部分人一出去遇到

肾 虚	肝 郁
与情绪紧张无关	多与情绪相关
夜尿多	白天多
排尿无力 劳累后加重	排尿有涩滞不爽感 伴小肚子坠胀

事儿，比如参加一个活动，就总是往厕所跑。肝主疏泄，调畅气机，就是调畅一身的气机，也调节着水液的代谢。那么膀胱的气化功能，也离不开肝的疏泄。所以说有情绪变化的时候，肯定也会出现小便的问题。

肾虚老上厕所和肝不好老上厕所，它们在症状上面有如下区别。

肾虚出现的尿频，往往表现为夜尿多，就是晚上起夜次数多——2 次以上，排尿无力，往往与情绪关系不大。主要是年老体弱，腰膝酸软乏力。

肝郁尿频与情绪有关系，一紧张就想撒尿。往往是发生在白天，排尿的时候，有一种涩滞不爽的感觉，感觉排尿不舒服、不爽快，伴有胸胁胀满、小腹坠胀等肝郁气滞的表现。

养生自修堂

对于肝郁尿频，常用的方子叫四逆散，也是张仲景的方子。柴胡的主要作用是调达肝木、升提肝气；枳实的主要作用是破滞下气、引气下行；芍药，有酸收柔肝的作用；甘草能够甘缓和中。大家可以去咨询专业医生并使用这个方子。虽然是四味药，但是配伍很精当，有升有降，能上能下，效果不错。

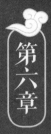

第六章

小心！这些细节
正在"吞噬"你的肝脏

人体的五脏六腑都有其对应的功能，肝脏的主要职责之一就是"解毒"。

肝脏掌管着糖、脂肪、蛋白质的分解、代谢，以及人体大部分的代谢物质和有毒物质的转化，所以它也是最易被污染的脏器。

肝脏没有痛感神经，所以它出了问题时常常并没有什么明显症状，这也是人们经常忽略它的健康状况的原因。

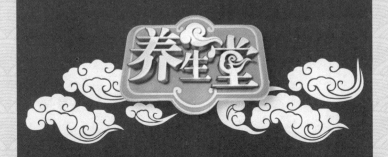

发现生活中的肝脏"杀手"

蔡建强 | 中国医学科学院肿瘤医院副院长、教授。

肝癌可分为原发性和继发性两大类。原发性肝脏恶性肿瘤起源于肝脏的上皮或间叶组织，起源于上皮的恶性肿瘤称为原发性肝癌，是我国高发的、危害极大的恶性肿瘤；起源于间叶组织的恶性肿瘤称为肉瘤，与原发性肝癌相比较为少见。继发性或称转移性肝癌是指全身多个器官起源的恶性肿瘤侵犯至肝脏。一般多见于胃、胆道、胰腺、结直肠、卵巢、子宫、肺、乳腺等器官恶性肿瘤的肝转移。

健康候诊室

悦悦：叔叔你看这筷子，告诉我你觉得这筷子怎么样？

观众：上边细菌很多。

悦悦：你这眼睛是显微镜啊。

观众：不是，都没有刷干净，而且已经都黑了。

悦悦：那你觉得像这种，摸上去有点发黏的筷子……

观众：应该换了。

悦悦：你家的筷子一般多长时间换一次。

观众：也得有一年的时间。

悦悦：这个筷子，可能每家吃饭的时候都会用到，但如果问到你，你家的筷子是多久换一次，估计有很多人家的筷子是几年没有换过了。像刚才那位叔叔说的，有很多致命的细菌在上面，有很多跟癌症相关的细菌在上面。下面专家要给我们讲一个病例，就是一双筷子引发的癌症，不是吓唬大家，是绝对真实的。

筷子、黄曲霉素与肝癌

筷子跟肿瘤的关系究竟能够密切到什么程度？

我有一个非常好的朋友，他父亲得了肝癌，我给他父亲做了手术。做完手术之后，有一次我到内蒙古出差，顺便去他们家看看老爷子。他说："我们家筷子没听说换过。旧的弯了、实在用不了了、夹不了东西了才丢掉，其他的筷子都不太换。"他也不是节省，这就是一种习惯。

筷子每天都要接触口腔，筷子上所污染的一些细菌、病菌，甚至致癌物质可能随着消化道进入机体，就会慢性刺激肿瘤的发生。

20世纪60年代，英国曾发生了一个很奇怪的现象，他们饲养的火鸡，在很短的时间之内有10万只全部死掉了。这么大规模的火鸡在短时间死亡的现象，马上惊动了科学家。之后短时间内，又有鸡、鸭等禽类死亡的现象。科学家最终发现了一个杀手，那就是饲料。这个饲料是用花生饼做的，在里面还发现了一种新物质，就是我们今天所知的肝癌最重要的一个致癌物质——黄曲霉素。被污染的花生饼，最后被火鸡等禽类食用，就造成了大面积的死亡。

这种物质还能够存在于筷子上。为什么筷子会被污染上黄曲霉素呢？木质筷子在使用一定时间之后会变粗糙，容易藏污纳垢。这时筷子相当于一个培养基，如果环境潮湿，就容易产生细菌、真菌，而我们用肉眼又看不到。黄曲霉素产生后，用一般的清洁方式很难洗掉。

经过多方面的研究证实，黄曲霉素是一种非常稳定的化合物，是目前发现的稳定性最高的真菌毒素。它不易溶于水，同时具有耐热性，在280℃的高温下，才会裂解。一般家庭正常做饭，很难破坏黄曲霉素。好多人说"我拿开水烫一烫"，再烫的开水最多也就100℃，远远达不到280℃。

黄曲霉素的毒性非常强，毒性是三氧化二砷（砒霜）的68倍。比如，像芝麻这么大体积的黄曲霉素，溶到2000克粮食中，那么这些粮食就具备了致癌性。

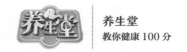
黄曲霉素与食用油

广东省质监局曾经公布了一次食用油专项抽查结果，在检查的 727 家食用油及其制品企业当中，发现有 20 家小型企业生产的食用油产品，其黄曲霉毒素 B_1 超出了标准的限量值。这些不合格企业多为小规模加工厂，均采用半精炼工艺，生产量比较少，主要以散装的形式，零售供应附近的居民。

为什么食用油当中会有黄曲霉素呢？如果从油类角度来讲，油里面是不会有黄曲霉素的，主要原因是它的原料在加工时就已经霉变了。刚才提到的 20 家小型企业，他们选择的就是不合格的花生、玉米等原料，这样榨出来的油当然会有黄曲霉素。如果每天做菜都用这种油的话，也可能造成黄曲霉素慢性中毒。所以提醒大家，一定要去正规的超市选择有品质保障的品牌所生产的油，才比较安全放心。

维生素 C 与肝脏的关系

维生素 C 参加机体代谢，细胞形成的时候它要参与组成。打个比方，我们在盖楼的时候，钢筋、水泥是蛋白质，那么维生素就是在钢筋、水泥之间衔接的物质。

维生素 C 是特别好的抗氧化物质。我们吃了香肠、咸菜之后，如果担心摄入亚硝酸盐过多，可以多吃一些姜和蒜。另外要多吃水果，因为水果中也富含维生素 C。

肝脏在处理体内毒素的过程中，会产生大量的自由基，如果肝脏中的自由基超负荷的话，就会使肝脏受损，容易引起病毒性肝炎、肝硬化和脂肪肝等疾病，而维生素 C 具有清除自由基的作用，从而可以起到保护肝脏的作用。

普通人每天摄入维生素 C 应该不低于 60 毫克，相当于 2 个橙子中维生素 C 的含量。

含维生素 C 比较多的一些果蔬，其实很多都是应季的，西红柿、葡萄、猕猴桃、橙子、花菜、柿子椒等，都是维生素 C 含量比较高的食物。

如何挑选及存放筷子

大概 70% 的人用的都是木质筷子。如果你使用的是木质筷子，建议三个月换一次。大家经常见到有些筷子上出现了黑色的条纹，或者表面已经变色、不光滑，这里面很可能已经有黄曲霉素了，每天使用这样的筷子相当于给人体慢性下毒。

塑料筷子是我们比较推崇的，但是过轻的塑料制品也要小心。这种筷子密集度不够，里面的化学成分在遇高温之后容易溶解，筷子容易变形，也会产生一些毒素。用塑料筷子时，要注意它的聚乙烯成分，一定要十分准确。买塑料筷子尽量选重一点的，最好是在专门的商场购买正规品牌的筷子，这样会安全一些。

金属筷子很多人不太喜欢用，觉得太重、不方便，但是这种筷子不容易染上黄曲霉素。

储存筷子时，建议存放在通风良好的容器中，比如上下透气的筷子笼，并且需要悬空放置。

热水焯腌制食物更健康

热水焯一下腌制的食物，可以滤掉一些亚硝酸盐。在焯制的过程中，我们应该注意几点。

首先水不要太热。焯的时候，锅中的水不要完全烧开，以 70℃ 为宜，水温过高，食物中的蛋白会发生性质改变，不利于分离出亚硝酸盐。为了更好地减少腊肉中的亚硝酸盐，可以先把整块的肉切成片，再下锅焯水。

其次，焯制的时间也不宜过长，1~2 分钟就足够了。有些人喜欢把腊肉直接蒸了以后吃，这不是我们推荐的吃法。我们建议把焯好的腊肉，与一些富含维生素 C 的蔬菜，比如青椒一起炒制。在炒的过程中，还可以加入葱和蒜，通过这些烹饪方法，可以最大限度地减少亚硝酸盐对人体的损害。

身上有特殊味道，需警惕肝癌

有一种癌症患者身上会有一种特殊的臭味，我们从味道能够判断出一个人的健康程度，或者说从味道可以探寻到疾病的踪迹。那么，到底是什么癌症会有这样的味道呢？这样的味道又应该如何去形容它？

在美国和欧洲一些国家，人们选择通过一种气体味道来判断人体是否有肿瘤。临床中我们也可以嗅到，比如在重症监护室进行检查的时候，我们一进到病房，就能感受这个患者是什么样的状态，同时也能闻到一种气味，有点像臭鸡蛋的气味，我们叫肝臭。因为这些气味可以通过呼吸道、消化道，还有皮肤的毛囊散发出来。所以在肝脏功能出现问题的时候，一定程度上会出现这种味道。

肝脏具有解毒功能，人体在代谢过程中会将一些垃圾物质排出体外，如果肝脏功能出现了问题，代谢过程就会出现障碍，垃圾就可能积存到人体里面排不出去。这些垃圾中含有一些化合物质，就会产生这样的一些气味，有的时候可能会在上面打嗝，有的时候可能从下面排出。当肝脏真正出现肿瘤，破坏了肝脏本身的结构，肝功能出现问题的时候，这个气味就不是偶尔才有，它会一直出现。

一般来讲，什么位置会出现这样的气味呢？是口腔里面，还是皮肤表面呢？这个气味多半是出现在口腔，有一小部分可能从尿液排出，还有一部分可以从我们的毛孔随着汗液排出。

为什么不容易发现肝脏长了肿瘤

大家知道肝癌难发现、难诊断，也非常难治疗，这是"三难"。从生理上来讲，肝脏是人体最大的器官，实际上越大的话，它容纳异物的程度越强，所以在里面长一个东西，如果长 1 厘米，可能它没有什么感觉。但是像我们眼睛，如果里面有一点点小沙子，我们可能就受不了，因为它的空间本身比较狭窄。另外肝脏的位置比较隐匿，受周边如肋骨的一些保护，所以在一定的

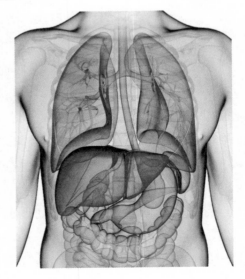

范围之内，你摸不着、碰不到它。

肋骨的最下方基本上是跟肝脏平行的。肋骨本身是硬的，再硬的肿瘤也硬不过它，你可以摸到骨头，但里面的内容你就很难发现。如果肝脏有了疾病，有肿胀或者是膨大的时候，我们在肋骨的下方可以摸到肝的一边，这个时候我们叫肝肿大。一般如果是长个三五厘米大小的东西，会很难发现；如果说肝脏肿瘤长了八九厘米，这个肿瘤像拳头大的时候，我们可能才能发现，并开始有感觉了，但这时候通常已经进入晚期了。所以肿瘤如果不长到一定体积，不顶在这些肋骨上，你是感觉不到疼痛的，而且肝脏本身感受疼痛的神经也不丰富，只有背膜的神经。

温馨提示

目前我国肝癌每年的新发病例为 36 万，占每年全球新发病例的 55%。2013 年，全国肿瘤登记中心收集了我国 2010 年 219 个登记处恶性肿瘤的登记资料，结果显示，肝癌在城市中的发病率，占全部恶性肿瘤的 9.78%。

长期感觉疲劳需警惕肝癌的发生

肝脏主要负责解毒和营养代谢，如果肝功能受损的话，解毒功能受损，那很多毒素就被我们给回收了。回收之后，我们的身体负荷就加重，所以大家会觉得累。

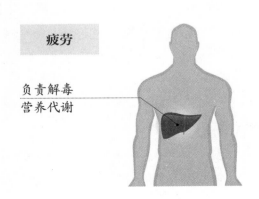

疲劳

负责解毒
营养代谢

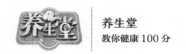
营养代谢功能受损之后，我们提供的营养物质就少了，营养不够之后，也会感觉疲劳。

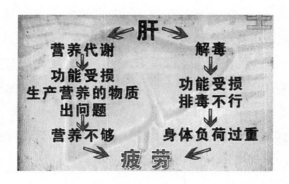

正常人体是有生物钟的，这个生物钟有一个相对旺盛的阶段，一般来说是在上午，这个阶段是大家代谢最旺盛的时候。由于上午有这样一个高度紧张的情况，或者兴奋，或者代谢比较旺盛，到了下午可能会出现一个短暂的休息。这种休息状态给我们机体带来的感受就是疲劳感，说得更准确一点就是有点困，但并不是什么都干不了，这种疲劳感是属于正常的。

那么，什么样的疲倦需要我们高度重视呢？如果渐进性和慢性的长期疲劳长于一个月的话，就一定要就医了，因为这已经是长期的疲劳。一般来说，如果一个症状你之前从没出现过，突然有一天出现了一个新症状，且持续两个星期以上，就应该去就医了。如果精力和体力双重疲劳，尤其是在休息后没有得到缓解，也就是人特别萎靡，这种状况一定要就医。很多人有午睡的习惯，如果睡一觉也不解乏，就要引起我们高度重视，千万不要觉得只是最近状态不好而已。"状态不好"四个字，可能涵盖了很多的疾病，比如肝癌，这已经算是我们肝脏严重受损的一种疾病了。

总之，一种是渐进性的疲劳，一种是休息无法缓解的疲劳，都需要引起重视。

这些肝癌早期症状要当心

肝癌的早期表现很不典型，往往容易被忽视。以下症状可供参考。

1. 食欲明显减退：腹部闷胀，消化不良，有时出现恶心、呕吐。

2. 右上腹隐痛：肝区可有持续性或间歇性疼痛，有时可因体位变动而加重。

3. 乏力、消瘦、不明原因的发热及水肿。

4. 黄疸、腹水、皮肤瘙痒。

5. 常常表现为鼻出血、皮下出血。

6. 发热：肝癌所致发热一般在 37.5 ~ 38℃，偶尔可在 38℃以上，午后发热较常见。

7. 肝癌合并肝硬化者，还可出现鼻出血、牙龈出血等症状。

8. 脾肿大：脾大质硬，表面光滑，无压痛。

9. 腹壁静脉曲张：当肝癌合并肝硬化时，可出现肝硬化的各种体征，如蜘蛛痣、腹壁静脉曲张、肝掌等症状。

10. 肝肿大：肝脏进行性肿大或上腹可扪及肿块，质地坚硬或有结节感，局部压痛等。

肝脏受损前期的一些表现

牙龈出血。有的人牙龈出血了就到口腔科去看，有些口腔科医生经验不足，就把这局部的牙龈处理一下，但是看过几次一直不好。而且这种出血有的时候很快就止住了，患者没有出血的感觉。

另外，现在有很多患者，牙龈经常出血，差不多有一年时间，有时候说着话可能就出血了。有的人都有经验了，说含口凉水过一会儿就好了，也没有引起重视，最后发现居然是肝癌。

我们的凝血因子都在肝脏里面产生，凝血因子跟血小板共同作用形成凝血。如果肝脏出问题了，你到口腔科去看，有经验的医生看过几次没好后，他会建议你去看肝脏，甚至会建议你看免疫疾病，因为有一些免疫疾病也可能出现这样的状况。如果我们在刷牙的时候每天都有出血，出的血可以把整个牙刷都染上血迹，龇牙的时候可以看到血液渗出，量不大，但是吐出来的时候是鲜红色的。那你一定要注意，可能是肝脏出了问题，因为刷牙老出血表示凝血功能有障碍了。

腹泻。我们有一个患者，他知道自己得过肝炎，所以他的警惕性还是

很高的。有一次他突然出现腹泻了，当时觉得自己是感冒，因为机体状况
也不好，营养状况也下降，也很疲劳，于是他就去输液。输液的过程中，
医生说再查一下腹部。于是做了个超声波，结果发现肝脏里有一个将近两
立方厘米的肿物。虽然不算太大，但是这个症状已经提示他是肝癌了。因
为早期发现，及时做了治疗，这个患者现在非常好。所以，大家一定要高
度重视这些前期症状。

什么样的腹泻与肝脏有关

有人觉得，不管是什么情况，每天上厕所如果拉稀，那就是腹泻，其
实这也不完全正确。在肝脏功能有损坏的情况下，尤其是肿瘤造成肝脏功
能破坏的时候，血液流过肝脏，因为受到肝硬化的影响，在肠道淤积，就
会破坏肠道的一些功能。

此外，代谢障碍之后，胆汁的分泌减少，消化功能下降，营养吸收
不进来，就会造成腹泻。这种多半会一天拉两三次，而且每次的量不是
一点点，一般都要超过 100 毫升。尤其是那种比较稠或者像酱一样的粪便，
这个时候一定要注意，这可能和肝脏有关。

养生自修堂

预防肝癌有哪些途径

1.要排除乙肝病毒的感染。如果不幸已经感染了，那一定要注重定
期检查。预防的措施中最重要的就是到医院体检，让医生帮助分析病情，
这个是早期发现肝癌的最佳途径。

2.在饮食上要注意避免食用含有黄曲霉素的食物。

3.要注意休息。把握好自己休息的节律，注重午睡，把握好午睡时间。
好的生活习惯就是预防疾病的良方。

4.保持良好的心态。积极乐观地去面对生活，这样很多疾病也会远

离你。所以，健康两个字实际上要排在心态之后。

　　5.多运动。现在很多小区的绿化都不错，甚至周围都有公园，大家可以在这些环境比较优美的地方锻炼身体。锻炼的时间一般是下午16：00～18：00最合适，需要注意的是，吃饭前两个小时和吃饭后两个小时不要做剧烈的运动。

不可不知的护肝法宝

金瑞 | 首都医科大学附属佑安医院消化科教授。

我们的肝脏本来都是正常的，但是由于嗜肝病毒、药物、自身免疫病、酒精、脂肪代谢紊乱等因素，都可能导致肝功能损伤。药物是其中一个伤肝因素，如果是有肝病的患者，再加上药物的损伤，我们叫做"雪上加霜"，会加重原来的疾病。所以无论是肝病患者，还是非肝病患者，都应该慎重用药。

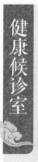

健康候诊室

悦悦：前一段时间，有一个朋友跟我分享了一个真实的案例。他说有一个 20 多岁的小姑娘，因为一些疾病服了一些药，服了没多久之后感觉身体不舒服，但觉得应该没事，就扛一扛吧，没想到一个星期之后人死了。为什么呢？后来发现是药物的不良反应造成的急性肝衰竭。我们知道肾衰竭是很严重的病，肝衰竭也一样，尤其是急性肝衰竭。我们调查了一下发现，急性肝衰竭的死亡率高达 80%。

再讲一件事，一位叔叔，他平时在家里作息正常，生活习惯也很好，虽然有"三高"，但也在按时服药。突然有一天，他发热站不起来，被送往医院后，检查发现也是药物导致的肝损伤。不过我们这位叔叔很幸运，得到了及时救治，挽救了生命，但是也得到了深刻教训。

聊了这么多，就是想让大家明白一个道理，有病肯定要服药，关键是我们吃药的量以及服药的方法要正确。药都有一定的副作用，在生活当中，尤其是对于很多老年人，要学会做一个聪明的服药人，尽量避免副作用的发生，更要知道怎样在服用这么多药物的同时，保护好自己的健康。

药物性肝损伤的易感人群

药物性肝损伤的易感人群，一般为 60 岁以上的老年人。因为所有的药物都是在肝脏代谢的，肝脏是身体中最大的一个"化工厂"，每天要进行 700 种以上的生化反应，它的工作量很大，是很辛苦的。老年人肝脏解毒功能比较弱，又经常服药，由于摄入药物的种类多，有些药物之间有一些叠加反应，肝脏的功能又在逐渐减退。所以，老年人的药物性肝损伤是比较多见的。

另外，一些慢性病患者因为需要长期服药，药物和药物之间有时候会发生反应。所以，这类人也是药物性肝损伤的易感人群。

药物性肝损伤的症状

药物是治病的，但是为什么也会导致疾病呢？主要原因有两点：第一，药物对肝脏本身有毒性作用，我们叫肝毒性；第二，药物的代谢产物对身体可能产生过敏反应。

临床上如果对药物有过敏反应，首先会发热，但热度不一定很高，有些会出现肝细胞损伤，我们经过化验检查发现转氨酶升高。但这不叫症状，这叫做化验检查指标异常。

药物性肝损伤的症状
发热　消化不良　食欲减退
黄疸　皮疹　皮肤瘙痒
淋巴结肿大　头晕

我们可以看到有些患者眼白部分发黄，我们叫胆汁淤积。出现胆汁淤积就表示胆汁排泄不好，尿是深茶色的，大便颜色是白色的，有可能是出

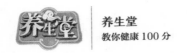
现了药物性肝损伤。部分患者还会出现皮疹，有个别患者会出现淋巴结肿大。最轻的症状就是单纯的转氨酶轻度升高，如果出现了黄疸，那代表肝损伤已经比较严重了。

你真的是肝区痛吗

关于肝区疼痛，我觉得大家有一个误区。我在门诊的时候，经常碰到有人说："医生，我肝区疼，你给我看看病吧。"我问："你肝在哪呢？"他说："不知道肝在哪儿……"

肝一般在乳房下面，肋骨的里面，左肝在左右肋骨之间有一点点，主要都在肋弓之上，所以有时候"肝区"疼痛并不是在肝区，是肝脏周围的脏器疼痛。还有，肝脏本身是没有痛觉神经的，但是肝包膜有，不触及包膜的疾病不引起疼痛，比如肝癌。如果碰到肝包膜，那是很疼的，比如脂肪肝。肝脏大了，把肝包膜撑起来，就会觉得十分痛。肝包膜上有丰富的痛觉神经末梢，所以，有时候肝区疼，一定要排除是不是周围脏器引起的疼痛，比如胃、胆囊、胰腺、肠道的疾病，不要盲目认为自己是"肝区疼痛"。

药物性肝损伤的潜伏期

我们服药以后，不是马上就会出现药物性肝损伤，它有一个潜伏期。各种药物的潜伏期是不一样的，短的有时候5天之内就出现，长的可以达到三个月甚至更长。

所以初期用药以后，出现肝损伤的潜伏期一般都在五天到三个月之间。但是有特异性体质、有过敏体质的患者，可能小于5天。代谢慢的药物，比如治疗心血管的药物胺碘酮，它导致肝损伤的潜伏期可以达到三个月以上，就是服用三个月以上，才发现有肝损伤，即使停药了，可能过段时间也会发现有肝损伤。

养生自修堂

预防药物性肝病的服药原则

1. 慢性疾病患者最好选择一天只用一次，一次只用一粒的缓释、长效制剂。

2. 最好选择饭前或饭后 30 分钟服用。

3. 西药和中成药最好不同时服用，应间隔一个小时。

4. 避免吃错药物。

5. 老年保健品最好不要与常规药物在同一时间服用。

养肝需有时，
解郁逐淤话养肝

冯兴华 ｜ 国家级名老中医，中国中医科学院广安门医院风湿免疫科主任医师、教授。

春天在五行中属木，而人体的五脏之中，肝也是属木性，因而春气通肝。中医认为，春天是肝旺之时，在春天，肝气旺盛而升发。趁势养肝可避免夏暑的阴虚，但过于补肝又怕肝火过旺，如果肝气升发太过或是肝气郁结，都易损伤肝脏。

健康候诊室

刘婧："张爱玲女士曾经在文章中说，她希望自己能够成为一棵树。我们今天现场也长了一棵树，可是它很有特点。它是阴阳树，一半是绿的，一半是白的。这个代茶饮是我们的专家特意给大家准备的，据说用的就是这棵树上的叶子，请大家喝一喝，然后告诉我有什么感觉。"

观众："它有一股清香味，但是里边是茶叶吗？"

刘婧："是茶叶吗？是白色的还是绿色的？"

观众："绿色的，绝对不是白色的。"

刘婧："那你觉得它有什么用呢？"

观众："好像我听老人们说，肚子胀的时候，喝了以后肚子会舒服点。"

刘婧：肚子胀的时候喝了舒服一点，也就是当我们吃撑了的时候，它能够帮助消化。"

观众："对。"

刘婧："这个理解不错，到底我们请大家喝的这个代茶饮是什么？这棵树为什么会出现在舞台上？它跟我们的健康有什么样的关系呢？它代表的是我们的哪个脏器？

逍遥散——经典局方解肝郁

有一天我出门诊，突然来了一个男患者，是一位 70 多岁的老人，他坐着轮椅进来的。我就问他的病情，他说两条腿疼，整个下肢疼痛，不能走路，已经 3 个多月了，先后在 3 家医院检查、看病，但是什么问题也没有发现，住院费反而花了近 6 万块。他听说我是专门治疗风湿病的，要我给他看看腿。我就给他开了个方子，让他先吃 7 剂看一看，如果不好再调整。结果一个星期后他来了，这时候他没有坐轮椅了，而是自己拄着拐杖走到大门口。他说他可以走路了，觉得我给他开的 7 剂药比那 6 万块还值。

我们都知道，一到春天树木都发芽，春天有生长生发的作用。树木还有个特点，就是树枝非常条达舒畅，有空间就可以肆意地生长，不受任何的压抑。这种特性在中医中叫"喜条达舒畅"。这棵树的白色就说明生病了。人体中有一个脏器和树木的这些特性非常相近，它喜欢条达舒畅，不能让它抑郁，抑郁了就会发生疾病，它就是肝脏。

中医讲肝主疏泄，疏泄就是指条达舒畅，恶抑郁。就像这棵树，如果是遭遇到过度干旱或者虫灾，它受到抑郁，就不能生长了。人的肝脏也是，肝怕生气、怕着急、怕压力大，否则它的疏泄功能就会发生障碍，然后一连串的疾病就会发生。许多疾病的发生，不仅仅是因为脏器本身导致的疾病，而是由于情志抑郁从而导致肝气疏泄失常、肝气郁结、肝气运行不畅，进而影响其他脏器乃至整个人体的机能。

我给这位老人开的是一个比较有名的方子，叫逍遥散。这个逍遥散治好了困扰老人已久的腿部疼痛。这个老人的病因究竟是什么呢？我发现他思想压力非常大，情绪非常抑郁，对自己的病没有信心。我判断，他既然什么病都没查出来，很可能就和气滞血淤有关系，于是我就先给他用中药

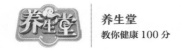

调理。

这个逍遥散包含生姜、芍药、当归、白术、茯苓、薄荷，这些都是常见的药材。有的时候，用量会根据实际情况有所加减。

苏叶薄荷茶——调理肝郁气滞

取紫苏 10 克、陈皮 10 克、薄荷 6 ~ 10 克，每天用开水泡 10 ~ 15 分钟，就可以直接饮用。如果喜欢甜味，可以加点白糖。紫苏的辛辣味有行气的作用，可以辅助疏肝理气；薄荷叶有发散、辛散的功效，也能疏肝；陈皮可以调理胃气，起到辅助疏肝理气的作用。

那么，苏叶薄荷茶适用于哪些人群、哪些症状呢？

胸痛、胸闷者，这个症状在中医学上叫"善太息"。有的患者看病 10 分钟，说自己症状的过程中，就要喘好几次大气，要喘着气才舒服，这就是善太息。此外，肝郁气滞还常常出现胸胁胀满、小腹胀痛、乏力、不思饮食、睡眠不好、咽部不适等症状，这类人可以通过饮用苏叶薄荷茶来调理。

柴胡疏肝散——疏肝理气

柴胡疏肝散是明朝著名医学家张景岳编写的《景岳全书》中记载的处方，是一个古代经典名方。主要药材是柴胡、枳壳、陈皮、香附、川芎、芍药和甘草。柴胡有很好的疏肝理气的作用，所以基本上我们常用的疏肝药里都有柴胡，上面讲的逍遥散里面也有。《伤寒论》里面有一个叫四逆散的方子，也是调理肝气的，主要也是用柴胡。香附理气解郁；陈皮、枳壳调理胃气；川芎行气活血。

柴胡疏肝散需要在医生的指导下服用，如果你只有肝郁气滞的轻微症状，则可以通过饮紫苏叶薄荷茶来调理。

平肝茶——调理肝阳上亢

成分：葛根 6 克、菊花 6 克、枣仁 6 克、决明子 6 克。

葛根是一种很有代表性的药材，是典型的药食同源的中药，主要有清热解肌的作用。很多人在春天都会有肩背酸紧的状况，这种情况用点葛根是非常好的。

菊花可清肝明目，能缓解心烦、面红、目赤的症状。

枣仁可安神，能缓解虚劳、虚烦不得眠的症状。

决明子能平肝潜阳、润肠通便，年龄偏大一点的女性或男性，当大便秘结的时候用一点决明子通便会更好。

以上四味药做成平肝茶，每种药每天各用 6 克，可以频服。频服就是像每天正常喝水一样，注意不要一下子喝太多，要一点一点地喝。

疏肝茶——疏肝、理气、和胃

成分：佛手 6 克、白梅花 6 克、陈皮 6 克。

这个疏肝茶的君药是白梅花，也叫绿萼梅。《本草纲目》中最早记载了白梅花的最重要作用——疏肝解郁，它还有和胃、化痰的功效。肝郁容易犯脾，经常肝郁的人容易不思饮食。佛手有疏肝理气、调畅气机的作用，能够增加食欲。这几味药加在一起，就是一款具有疏肝、理气、和胃作用的茶饮。

养肝茶——补肝血、益肾精、补气

成分：当归 6 克、枸杞子 6 克、熟黄精 6 克。

肝还有一个很重要的生理功能，叫肝藏血。肝相当于我们储血的一个大仓库，所以叫肝藏血。我们说"肾为先天之本"，随着年龄的增加，肾精逐渐不足，人开始出现气血不足的情况，所以我们要养肝血。

大家都知道当归是补血之圣药，中医如果讲到补血，当归是排在第一位的。枸杞子和菊花是平肝的一个常用搭配，因为枸杞子的主要作用是补肾精。肾精如果不足的话，肝血也会不足，所以叫"肝肾同源"，有时候也可以用枸杞子来补肾精。

中医认为气血是一对，一般说气血虚或者气血旺。因为气为血之帅，而血为气之母，就是说如果血虚，一般都会有气虚，而气虚日久的人也会有血虚。春季容易肝旺，肝脏是一个生发的脏器，如果过于温补容易造成肝阳上亢的情况。黄精既补气又养阴，所以补而不燥，适合春季养肝使用。

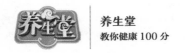
养生自修堂

解郁止痛汤可改善气滞血淤

中医讲的气是运动的，气能推动血液运行，所谓"气为血之帅，血为气之母，气行则血行，气滞则血淤"。那么，气滞血淤会有什么症状呢？

胸闷胸痛。胸闷就是气滞了，胸痛就是出现血淤了。不通则痛，气滞就是不通了，气机不通则导致血液循环也不好，造成血淤，进而表现为胸痛。

胁痛。痛的时候感觉长呼一口气以后就缓解了，去医院检查过，没发现器质性的病变。

紧张性头痛。中医讲的针刺样的疼痛，大部分都和血淤有关系，所以头痛和精神的紧张还是有关系的。

关节肌肉疼痛。肝主疏泄，调理气血，气血的运行不光在五脏六腑，人体的关节、肌肉中都有气血运行，如果肢体的气血运行不畅，也会出现疼痛。

不安腿。其症状就是每到晚上，两条腿不知道放哪里好，总是觉得不舒服，睡着以后就好了，或者用按摩锤敲一敲也会感觉好些，这也和气郁有关系。

此外，痛经、月经不调也和气滞血淤有关。

针对上述气滞血淤的情况，有一个经验方，叫解郁止痛汤。方子的成分包括柴胡、香附、当归、赤芍、牛膝、柴胡、桔梗、甘草、川芎、白芷、元胡、细辛，需要在医生的指导下服用。

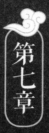

第七章

打造强健骨本，
没你想的那么复杂

　　健康是每个人一生中最大的财富，而健康又是从骨骼开始的。站如松、坐如钟、行如风，显示出中国武术威武、铿锵的气魄；模特优美挺拔的身材曲线，形成一道移动的风景；老年人硬朗的腰板、结实的身躯……都是以健康的骨骼为基础的。

　　骨骼是身体最重要的组织之一，起着不可替代的作用。约 3/4 的人在一生当中有过腰痛的经历；颈部疾患过去是进入中老年期的标志，现在在年轻的白领中也相当普遍；更年期女性骨关节问题尤为明显。

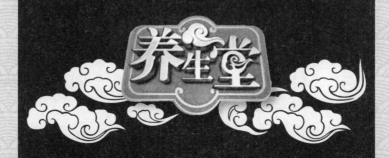

你的颈椎还好吗

田伟 | 北京积水潭医院院长。

颈椎病是指颈椎间盘退行性改变、颈椎肥厚增生以及颈部损伤等引起的颈椎骨质增生，或椎间盘脱出、韧带增厚，刺激或压迫颈脊髓、颈部神经、血管而产生一系列症状的临床综合征。主要表现为颈肩痛、头晕头痛、上肢麻木、肌肉萎缩、下肢痉挛、行走困难等。多发于中老年人，男性发病率高于女性。

健康候诊室

悦悦：跟我做几个动作，用你的下巴颏去顶前胸骨的位置，够得着吗？我的双下巴够着了。然后大家抬头，我们尽可能地用下巴去靠肩膀，来，转一下。靠得过去吗？费劲吗？

观众：费劲。

悦悦：你的脖子怎么样？

观众：有非常严重的颈椎病。

悦悦：表现在什么方面呢？

观众：最严重的时候就突然晕倒了。眼前一片黑，然后就不行了。

悦悦：当时到医院的时候，医生怎么跟你说的？说是颈椎哪一节有问题？还是说受到什么压迫之类的？

观众：好多节呢，除了第一节跟最后一节，中间这些节都有问题。

悦悦：很多时候我们要承认，我们的身体会老化，会有退行性改变，人上了年纪之后，零件肯定会变得不好使。

⊠ 自测一下，你得了颈椎病吗

颈椎病有很多测试方法，但是我想通过手以及走路来说明颈椎病。

手疼、手麻。好多颈椎病患者都表现为脖子疼，其实更严重的是手疼、手麻。出现手疼、手麻的颈椎病，是神经根型的颈椎病。那怎么判断疾病的程度，或者在什么位置上呢？把五指伸出来，弯曲无名指。拇指和食指是颈 6 神经根支配的，中指是颈 7 神经根支配的，小指是颈 8 神经根支配的，这三条神经根最容易受到损伤，也是颈椎最容易出现问题的部分。比如说，如果中指部分麻木，那就知道是第 6 和第 7 颈椎有问题；如果小手指麻，那就是第 7 颈椎有问题。

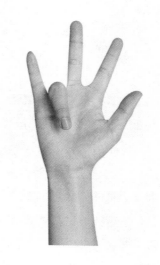

钢琴指。就是把手并起来往前伸，这么背着伸出来，正常人是可以并起来的，但是有些人的小指会自然张开。这是为什么呢？因为肌肉平衡不好了，颈椎可能有问题。小指本身的力量弱，容易分开，但是稍微注意的话，它就不会分开。如果你注意了还是合不上，这就是颈椎有问题的一个表现。它跟颈 8 神经根的受损有一定的关系。

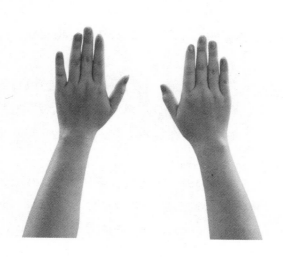

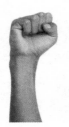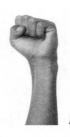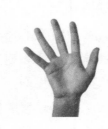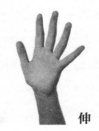

屈　　　　　　　　　　伸

　　手指的十秒屈伸试验。先握拳再完全张开，10秒钟要做20次。达不到20次，或者张开速度慢，都说明颈椎有一定的问题。

　　找拇指实验。全程紧闭双眼，一只手握拳，竖起拇指；接着随意移动这只手的位置，然后停在一个点上；用另一只手去捏这个拇指。如果找不到这个拇指，说明脊髓受到了压迫。

　　走直线测试。像模特那样，脚尖紧挨脚跟一步一步往前走直线。如果真有严重的颈椎病，脊髓受到压迫，就走不了直线。

颈椎病的主要症状

　　1. 颈肩酸痛可放射至头枕部和上肢。

　　2. 一侧肩背部有沉重感，上肢无力，手指发麻，肢体皮肤感觉减退，手握物无力，有时出现不自觉地握物落地。

　　3. 严重时典型表现是下肢无力、行走不稳、双脚麻木，行走时有如踏棉花的感觉。

　　4. 最严重者可出现大小便失控、性功能障碍，甚至四肢瘫痪。

　　5. 常伴有头、颈、肩、背、手臂酸痛，脖子僵硬，活动受限。

　　6. 有的伴有头晕，感觉房屋在旋转，重者伴有恶心呕吐，卧床不起，少数可有眩晕，猝倒。

　　7. 当颈椎病累及交感神经时，可出现头晕、头痛、视力模糊、双眼发胀发干、双眼张不开、耳鸣、耳塞、平衡失调、心动过速、心悸、胸部有紧束感，有的甚至出现胃肠胀气等症状。也有吞咽困难、发音困难等症状。

起病多数时候较轻且不被人们所重视，大多数人能自行恢复，病情时轻时重。只有当症状继续加重且不能逆转，影响到工作和生活时才引起人们重视。

几种常见的颈椎病

其实颈椎是分两部分的，上面两节是上颈椎，下面五节是下颈椎，中间的部分是软骨盘。颈部左右活动时，软骨盘会随之变薄、变厚，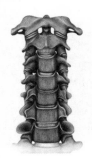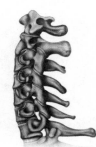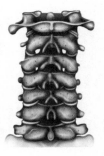因为它是具有弹性的。把它打开来看，外边都是比较坚硬的纤维环，里面是髓核，比较软，有点像胶冻状物质。当它出现问题时，往往也会出现颈椎病的一种——颈椎间盘突出症，是因为纤维环断裂，髓核跑出来，压迫脊神经所致。脊神经两边有不同的分支去支配手、脚，脊神经被压迫后，就会出现手麻、下肢行走不便等症状，这其实就是颈椎间盘突出的一个表现，这是其中一个类型的颈椎病。

另外，有些人颈椎上面的后纵韧带会慢慢变成骨头，这是一种遗传性的疾病——后纵韧带骨化症，中国人比较多见。这个韧带骨化成骨头后，也会慢慢压迫脊髓，是非常严重的一种病。另外，有些人总是运动颈椎，导致颈椎里面长出骨刺来，也会压迫神经，引起相应的症状。

养生自修堂

注意！这些生活习惯会造成颈椎问题

造成颈椎病的生活习惯大致可分为两大类：一类是重体力劳动者，例如经常背、挑重担的人，其腰椎和颈部都要承受很大的压力；另一类就是我们常说的"低头族"，例如经常打麻将、玩电脑、看手机的人。

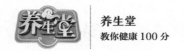

这类人由于长时间保持一个姿势，头部倾斜、长期的牵拉负荷，会对肌肉、韧带和其他软组织造成损伤，同时，也会对椎间盘产生向后的压力，容易导致颈椎间盘向后膨出突出甚至脱出。

信不信？看一看、摸一摸
也能知道颈椎好坏

见国繁 | 中华中医药学会疼痛分会常委、主任医师。

由于长期慢性劳损，颈椎病的发病年龄已经从 40 岁提前到 30 岁，并成为名副其实的白领职业病。更让人担心的是，颈椎上承头颅，下接躯干，既是脊椎中活动最多的部位，也是心脑血管的必经之路，一旦发生故障，后果十分严重。

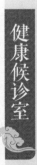
健康候诊室

刘婧：这位专家有一个雅号，是他们医院书记送给她的，叫"见一摸"，是见了就摸一摸的意思吗？还真不是！是指这位专家只要看了患者一眼，再用手摸一摸他的脊椎，就能知道这个患者有什么样的骨科问题。

见国繁：这个雅号是我们医院的书记给我起的。有一次他带着患者来找我看病，这个患者从诊室外面走进来时，我发现了两个问题：第一是他进来时脖子有点歪，第二是他的鼻唇沟一深一浅。我心里就大概清楚他是来看什么病的了。我用手给患者摸颈椎的时候，我就告诉他，你这里面肯定很疼，他说对；我说你后脑勺也疼，有时候还会有头晕、胸闷、心慌，他说太对了，你一摸就全摸出来了！我们医院的书记就给我起了"见一摸"的称号，后来就传开了。

望面部，知颈椎

颈椎出现相应的疾病，可以通过外象表现出来，我们可以通过望诊来看看颈椎的好坏。望诊时，要注意观察自己是否有以下问题：

1. 一边脸大，一边脸小？

2. 抬头纹一多一少？

3. 眉毛一高一低？

4. 眼睛一大一小？

5. 眼皮一双一单？早晨突然发现一侧眼皮耷拉下来？

6. 鼻梁向一侧歪？

7. 两侧鼻唇沟一深一浅，一长一短？

8. 口角向一侧歪，或者一高一低？

9. 耳朵一高一低？

一般出现上述两点以上的情况，就说明颈椎可能出现了一定的问题，平时需要注意了。

望颈部，知颈椎

除了望面部以外，我们还可以通过望颈部来了解自己的颈椎。望诊时，要注意观察自己是否有以下问题：

1. 是否有侧弯（俗称歪脖子）？

2. 是否前伸？

3. 横纹是否增多？是否不对称？

4. 项链坠是否居中？

我们颈部都有皱纹，如果颈部皱纹两侧不对称，或一多一少、一浅一深，或走路时颈部总往前探，都说明颈部出现了问题。另外，平时我们佩戴项链，如果项链经常跑歪，也提示颈椎有问题。如果患者两侧颈部肌肉不平衡的话，就会出现肩膀一高一低，一侧肌肉起来了，项链的吊坠就要往另一边耷拉。如果出现上述现象中的三种情况，就要警惕颈椎的问题，要及时去专业医院就诊。

触诊知颈椎

触诊的部位有先后顺序，先摸肌肉，肌肉要分层次去摸，有深浅之分。摸浅层肌肉的时候，手法一定要轻，轻轻地触摸，如果发现哪一个部位肌肉比较紧张，那这块肌肉就有问题了。然后是触摸深层的肌肉，原理同上。

接下来是查体。如果触及某个地方疼痛，或许还能触及某些硬性的条索状的结节，也可能是颈椎有问题了。

然后是摸骨头。摸颈椎的时候我们先摸棘突，主要看颈椎的曲度有没有问题。正常的颈椎往前是有个曲度的，胸椎是往后弓着的，腰椎是往前的。大家用手摸摸自己的脖子，如果棘突出现凹凸不平或者往左右偏，就说明这个椎体在水平面上有移位，椎体一移位，对其附近的椎动脉和神经根都有刺激，就会引起相应的症状。

摸完棘突，再来摸横突。我们去摸横突的时候，如果横突在一个水平面上，就说明这个椎体是正的；如果摸的时候，横突一边顶手，一边凹进去了，也说明这个椎体歪了、旋转了。一般颈椎的上端有问题，容易引起头晕头痛。如果颈椎下端有问题，一般会出现手麻。

养生自修堂

绳子测颈椎

先用一条绳子，绑上一个坠，红线的一头放在耳朵上，这根线垂下来之后，正常的话应该跟人体的中轴线一致，如果距离人体中轴线较远，则说明脊椎的曲度有了变化。右图的第三张就是与人体中轴线距

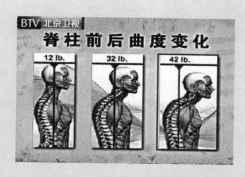

BTV 北京卫视
脊柱前后曲度变化
12 lb.　32 lb.　42 lb.

离很远，脖子都往前探了，胸椎弯了。虽然说很多老年人的胸椎都会弯，但是如果弯度太大，严重挤压内脏，就会导致一些内科疾病出现。

直击"腰"害，
腿痛小心腰椎间盘突出

邱贵兴 | 北京协和医院外科学系主任，主任医师、教授。

　　腰椎间盘突出症是较为常见的疾患之一，主要是因为腰椎间盘各部分（髓核、纤维环及软骨板），尤其是髓核，有不同程度的退行性改变后，在外力因素的作用下，椎间盘的纤维环破裂，髓核组织从破裂之处突出（或脱出）于后方或椎管内，导致相邻脊神经根遭受刺激或压迫，从而产生腰部疼痛，出现一侧下肢或双下肢麻木、疼痛等一系列临床症状。

健康候诊室

悦悦：大家有没有人知道自己腰椎不太好的？去做过检查吗？

观众：去过。

悦悦：医生怎么说？

观众：腰椎间盘突出、椎管狭窄。

悦悦：那生活当中会有什么样的表现呢？

观众：就是腿疼。

悦悦：每天都会疼吗？

观众：累一点会。经过这两年锻炼好多了，不会天天疼了。

悦悦：那比如说负重的时候会有反应吗？

观众：天气不好的时候会有，就是腰连带一侧，从臀部往下到脚后跟都疼。

悦悦：那疼起来应该挺痛苦的吧？

> 观众：头两年站都站不了，要平躺着，厉害的时候什么都干不了，现在好多了。
>
> 悦悦：现在已经是好了一些，你怎么锻炼的呢？
>
> 观众：医生就告诉我平地走，每天坚持半个小时。

腰椎间盘的结构

腰椎间盘位于两个椎体之间，是一个具有流体力学特性的结构，由髓核、纤维环和软骨板三部分构成，其中髓核为中央部分，纤维环为周围部分，包绕髓核，软骨板为上、下部分，直接与椎体骨组织相连，整个腰椎间盘的厚度为 8~10 毫米。

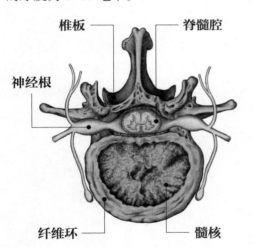

髓核为黏性透明胶状物质，占椎间盘横断面的 50%~60%。在儿童时期，髓核与纤维环分界明显。进入老年时期后，髓核水分减少，胶原增粗，纤维环与髓核分界不明显，被包绕在纤维环中通过变形将椎体传来的压力放射状散开。在腰椎运动时，髓核起着类似轴承的作用。正常人的身高一日之内会有变化，晚间较晨起时矮 1.5~2.4 厘米，老年人变化较小，这与髓核中的水分改变有关。

纤维环分为外、中、内三层，外层由胶原纤维带组成，内层由纤维软骨带组成。纤维环的前侧部分和两侧部分最厚，几乎等于后侧部分的两倍。后侧部分最薄，一般也有 1~2 层纤维。纤维环斜行紧密，分层排列，包围髓核，构成椎间盘的外围部分，像一个盘旋的弹簧，使上下椎体相互连接，并保护髓核的液体成分，维持髓核的位置和形状。纤维环可能因为长期姿势不当或受外部冲击造成松动,一旦纤维环松动,髓核就发生移位刺激神经,这就成为通常所说的腰椎间盘突出症。

软骨板为透明的无血管软骨组织,在椎体上下各有一个,其平均厚度为1mm,在中心区更薄,呈半透明状,位于骨后环之内。软骨板内无神经组织,因此当软骨板损伤后,既不产生疼痛症状,也不能自行修复。椎体上下无血管的软骨板如同膝、髋关节软骨一样,可以承受压力,起保护椎骨、缓冲压力、保证椎体和椎间盘之间的营养交换的作用。

腰椎间盘突出的常见病因

1.腰椎间盘的退行性改变是基本因素。髓核的退变主要表现为含水量的降低,并可因失水引起椎体失稳、松动等小范围的病理改变;纤维环的退变主要表现为坚韧程度的降低。

2.损伤。长期反复的外力造成轻微损害,加重了退变的程度。

3.椎间盘自身解剖因素的弱点。椎间盘在成年之后逐渐缺乏血液循环,修复能力差。在上述因素作用的基础上,某种可导致椎间盘所承受压力突然升高的诱发因素,即可能使弹性较差的髓核穿过已变得不太坚韧的纤维环,造成髓核突出。

4.遗传因素。腰椎间盘突出症有家族性发病的报道。

5.腰骶先天异常。包括腰椎骶化、骶椎腰化、半椎体畸形、小关节畸形和关节突不对称等。上述因素可使下腰椎承受的应力发生改变,从而构成椎间盘内压升高和易发生退变和损伤。

6.诱发因素。在椎间盘退行性变的基础上,某种可诱发椎间隙压力突然升高的因素可致髓核突出。

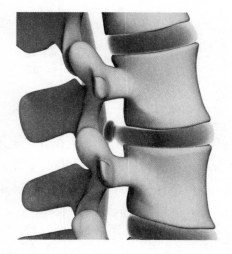

常见的诱发因素有腹压增加、腰姿不正、突然负重、妊娠、受寒和受潮等。

腰椎间盘突出的常见表现

1. 腰痛。这是大多数患者最先出现的症状，发生率约为91%。由于纤维环外层及后纵韧带受到髓核刺激，经窦椎神经而产生下腰部感应痛，有时可伴有臀部疼痛。

2. 下肢放射痛。虽然高位腰椎间盘突出（腰 2 ~ 3、腰 3 ~ 4）可以引起股神经痛，但临床上比较少见，不足5%。绝大多数患者是腰 4 ~ 5、腰 5 ~ 骶 1 间隙突出，表现为坐骨神经痛。典型坐骨神经痛是从下腰部向臀部、大腿后方、小腿外侧直到足部的放射痛，在喷嚏和咳嗽等腹压增高的情况下，疼痛会加剧。放射痛的肢体多为一侧，仅极少数中央型或中央旁型髓核突出者表现为双下肢症状。

3. 马尾神经症状。向正后方突出的髓核或脱垂、游离椎间盘组织压迫马尾神经，其主要表现为大小便障碍，会阴和肛周部位感觉异常。严重者可出现大小便失控，以及双下肢不完全性瘫痪等症状。

4. 还可见腰椎侧凸、腰部活动受限、压痛、叩痛及骶棘肌痉挛等体征。

养生自修堂

生活中如何预防腰椎间盘突出

腰椎间盘突然或连续地受压就有可能发生突出，日常生活中有很多行为都会造成腰椎间盘突出，最常见的就是突然负重或弯腰搬取重物。

在未有充分准备时，突然使腰部负荷增加，易引起髓核突出。尤其是在没有准备好的情况下弯腰搬动或抬举重物。

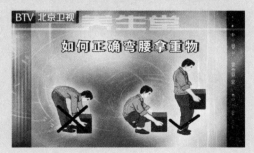

那么，如果要弯腰拿重物的时候，怎么做才能保护腰椎呢？正确的动作应该是先下蹲，然后再缓缓提起。

　　另外，生活中还要注意坐姿。有的人认为，不管怎么坐，只要自己感到舒服，不费劲就行。但事实上，人的坐姿正确与否并不完全由舒适与否、费劲与否来决定。有些坐姿在短时间内可感到舒适，不费劲，但时间长了，舒适感就会逐渐消失，进而产生腰部的疼痛感。

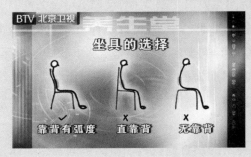

　　什么样的坐姿最好呢？正确坐姿应该是上身挺直、下颌微收、双下肢并拢，还应选择合适的坐具，以使腰部处于相对松弛状态，减少腰肌劳损的机会。坐在有靠背的椅子上时，应在上述姿势的基础上，尽量将腰背紧贴并倚靠椅背，使腰骶部的肌肉不致疲劳。

　　另外，要尽量避免久坐，一般坐 30 ～ 40 分钟后，建议站起来活动一下腰部，如伸懒腰等，可以放松肌肉，避免劳损。

　　我们的腰椎有一个前凸的生理曲线，如果椅子的靠背本身没有前凸的话，可以在腰部垫一个靠枕来维持腰椎的前凸，这样可以使腰部的肌肉和韧带处于放松的状态，不容易出现劳损。

　　最后，还要注意锻炼腰背部的肌肉，肌肉力量加强了，保护腰椎的力量就加强了，腰椎就不容易出问题。

腰椎好不好，自测有三招

刘忠军 | 北京大学第三医院骨科主任。

腰椎间盘突出症是在腰椎间盘退行性改变的基础上由积累伤所致，积累伤又会加重椎间盘的退变，因此预防的重点在于减少积累伤。平时要有良好的坐姿，睡眠时的床不宜太软。长期伏案工作者需要注意桌椅高度，定期改变姿势。职业工作中需要经常弯腰者，应定时做伸腰、挺胸活动，并使用宽的腰带。

健康候诊室

一玲：这身高和腰椎健康有什么关系呢？我们先找一位观众上台测试一下，让专家看看你的腰有没有问题。我想先问你一下，你在年轻时候，身高最高的这个数值是多少？

观众：51年前高考的时候，体检的准确数值是163.5厘米。

一玲：好，我们大家都记住这个数值，然后现场我们再量一下阿姨现在的身高是多少。刘主任，我们可以通过身高差来判断一些问题是吧？

刘忠军：是的，可以通过身高差来判断脊椎的问题。

一玲：好，那我们看一下，阿姨现在158厘米，差了5厘米多。这说明什么问题呢，刘主任？

刘忠军：至少说明这个脊椎已经不完全正常了。其实我们正常人的脊椎，它也会发生一些变化，比如说早晨的身高和傍晚的身高是不一样的，一般早晨的身高要高一点，到了傍晚身高可能会降低1厘米，或者更多。

自测腰椎健康第一招——身高

老年人和自己年轻的时候比，身高也会有所下降。因为老年人的椎间盘里边的纤维环的水分比自己年轻的时候少。所以每一个椎间隙的高度会相应地降低一点，但是这个差别不应该过大。如果我们60岁和20岁时相比，差了1厘米或2厘米，都算在正常的范围，但是像这位阿姨一下子差了5.5厘米，那说明还是存在一些病变的问题。一方面有椎间盘突出，另一方面随着腰椎病的出现，整个脊椎的曲度也会发生变化。我们正常人的脊椎有四个弯曲，它是一个S形的，但是如果我们驼背了，脊椎曲度压缩，那整个身高也会下降。

骨密度也是其中一个影响因素，因为骨骼在骨质疏松以后出现了压缩，也会导致身高降低。

自测腰椎健康第二招——咳嗽

我们在咳嗽，以及打喷嚏、用力解大便的时候，腹压都会升高。在腹压升高的情况下，椎管里面的压力也会升高，从而造成神经根的刺激，使我们突出的椎间盘更往外突出了。然后对神经产生刺激，影响到坐骨神经，造成腰部疼痛，以及最典型的下肢疼痛。这个疼痛有特点，因为坐骨神经是从腰的一侧一直延伸到臀部、大腿、小腿以及脚的，所以沿着坐骨神经循行的位置会出现放射性的疼痛，这是腰椎间盘突出的一个常见征象。一旦有了这些征象，就可能是腰椎间盘出了问题，应该到医院及时做一些检查。

有些患者只有腿疼，腰不疼，这是更多见的情况。实际上，我们临床见到的椎间盘突出也不一定会出现腰疼。很多人可能会说"我腰不疼，为什么腰椎间盘突出"，事实上椎间盘突出最主要的影响是神经，所以多数患者只有腿疼，没有腰疼。但是如果还合并有腰部的肌肉、韧带的一些炎症，就会同时出现腰部的疼痛。

自测腰椎健康第三招——抬腿

正常的年轻人，腿伸直抬高90度应该是没有问题的。如果直腿抬高出现问题，也是腰椎间盘突出的一个征象，因为在做这个动作的过程中，神经根容易受到刺激。

自己在家检测的时候可以平躺在床上，把腿、膝关节绷直，然后将腿自然地抬高，如果自己抬不高，可以让别人来帮助，至少保持腿与水平面成 90 度。抬腿过程中，如果出现了一些放射性的腿疼、腰疼，就应该及时去医院，可能是腰椎间盘突出。

同时，还需要进行双侧对比，因为每个人两条腿抬高的幅度应该是差不多的。如果一条腿能够抬得很高，另外一条腿抬到五六十度，或者三四十度就出现疼痛，也说明腰椎有问题，应该做一下检查。

注意，在家里做这个测试的时候要稍微缓慢一些，不要猛地用力。

养生自修堂

腰椎间盘突出特殊体征检查方法

1. 直腿抬高试验及加强试验。患者仰卧，伸膝，被动抬高患肢。正常人神经根有 4 毫米的滑动度，下肢抬高到 60 ~ 70 度时才感觉腘窝不适。腰椎间盘突出症患者神经根受压或粘连，使滑动度减少或消失，抬高在 60 度以内即可出现坐骨神经痛，称为直腿抬高试验阳性。在阳性患者中，缓慢降低患肢高度，待放射痛消失，这时再被动屈曲患侧踝关节，再次诱发放射痛，称为加强试验阳性。有时因髓核较大，抬高健侧下肢也可牵拉硬脊膜，诱发患侧坐骨神经产生放射痛。

2. 股神经牵拉试验。患者取俯卧位，患肢膝关节完全伸直。检查者将伸直的下肢高抬，使髋关节处于过伸位，当过伸到一定程度并出现大腿前方股神经分布区域疼痛时，则为阳性。此项试验主要用于检查腰 2 ~ 4 椎间盘突出的患者。

化解腰痛危机

刘长信 | 北京中医药大学附属东直门医院推拿疼痛科主任、教授。

腰痛是指因外感、内伤或挫闪导致腰部气血运行不畅，或失于濡养，引起腰脊或脊旁部位疼痛为主要症状的一种病证。如果经常出现腰痛的话，会让我们行走起来非常不方便。腰痛现在已成为很多中老年朋友非常关心和重视的一种疾病。

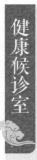

健康候诊室

刘婧：1976 年，有一个外国的医生发表了一篇文章，他说对于一个体重在 70 千克的人来说，当他的姿势不一样的时候，他的第 3 腰椎间盘所承担的压力也是不一样的。简单地说，就是当我们身处不同姿势的时候，我们的腰部承受的负担是不一样的。那么，这个腰背疼痛确实是一个挺大的问题吗？

刘长信：腰背疼痛的患者特别多，据我所知，在中国有 1 亿多。咱们在座的，起码有 90% 的人受过腰背疼的困惑。

刘婧：有吗？受过腰背疼痛的请举手？

刘长信：你看差不多百分之百了。

刘婧：只有两三个观众没有举手。

刘长信：所以有人说它仅次于感冒，因为我们每个人基本都感冒过。有可能有人腰背没痛过，但是很少很少，尤其是 40 岁以上的人，基本上都受过腰背疼的困惑。

"站着说话不腰疼"

咱们老百姓有一句话叫"站着说话不腰疼"，这句话用在医学上也是对的。坐着和站着相对来讲，建议站多一点更好，也不容易腰痛。原因如下：

第一，我们站着的时候，两条腿是平行的，所以两条腿会分担一部分我们上身的重量。第二，站着的时候，我们的肌肉有一部分在收缩，也就是说在较着劲，这较劲的力量可以承担一部分身体的重量。等于说这个骨头不是单一地在支撑着我们的肢体，有肌肉的力量来帮助它。所以相对来说，站姿对椎间盘的压力要小多了。

含胸拔背，站如松、坐如钟

平时坐立时，腰要紧靠椅背，挺胸，肩膀放松，翘臀，身板挺直，两手可以平行地放在两侧，也可以放在胸前，这个姿势在坐姿里面对腰部的压力是最小的。可能一开始这样坐，会觉得很累，坐5分钟就累了，但是如果经常锻炼，坐半个小时甚至坐1个小时也没有问题。所以，我们一定要养成一个好的坐姿，这样就不容易出现腰疼。

第一，这个姿势让人看着特别精神，外形也非常好看。第二，这种坐姿对腰部的压力是比较小的。第三，这也是一种锻炼方法，时间久了，你自然地往那一坐就是这种姿势。所以说，我们一定要经常锻炼，习惯这种姿势。

两个经外奇穴解腰痛

腰痛穴：该穴每只手一共两个。第一个在手背，食指与中指掌骨交叉的地方，大家从这个缝里面往下摸，稍微用力摸，摸到摸不动了的地方就是腰痛穴。第二个也在手背，小指和无名指往下交叉的地方。

如果我们有轻度的弯腰障碍，

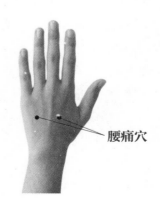

腰痛穴

但是离医院很远，没有条件去医院的话，这时候我们可以选择按揉腰痛穴。用力按揉一下腰痛穴，由酸胀感到痛感，边按边弯弯腰，试试看能不能好一点。一般来讲，弯腰困难有时候是左边的原因，有时候是右边的原因，有时候是整个腰的原因，我们一般先按同侧手臂的穴位。按完一只手不管用的情况下，我们再按对侧的手，每个穴位按揉半分钟到一分钟就可以。百分之五六十的人群，这两个地方有反应点。

足临泣穴：在足背，第四趾与小趾跖骨夹缝中。它有一个反应点，腰痛的患者或者弯腰障碍的患者，一摸就会疼痛，再一摸有的人有跳动感，这个时候我们就按揉或者刮腰痛足穴，效果都非常好，刮的效果更好一点。这种方法一般针对急性腰痛和持续性腰痛。一般来讲，先揉半分钟到一分钟，然后让患者活动一下腰部。如果患者症状没有缓解的话，我们继续揉一分钟左右，基本上就能解决问题。

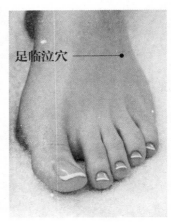

足临泣穴 ——————

养生自修堂

你会睡觉吗

如果从对椎间盘的压力来讲，应该是仰卧位的时候，整个肌肉全放松了，这时候我们的锥体也是完全放松状态。另外呢，他没有站立、没有重力、没有压力，所以对椎间盘的压力是最小的。

如果你有腰病，或者有腰痛，或者有椎间盘突出等的话，建议你还是以仰卧为主，这样可能好一点，仰卧位是对腰椎压力最小的一个姿势。

膝关节发出的
求救信号

田华 ｜ 北京大学第三医院骨科副主任、教授。
林进 ｜ 北京协和医院外科学系副主任、骨科主任医师、教授。

膝关节是人体各种活动中负荷较大的关节之一，日常生活中的行、走、坐、卧、跑、跳等活动都离不了它，所以它受损伤的机会也较多。长期从事重体力劳动、剧烈弹跳运动的人，很容易损伤膝关节。如果平时能够做一些膝部的保健运动，使其气血流畅，筋脉疏通，便可以达到健身强膝、防病治病的目的。

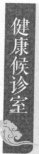

健康候诊室

刘婧：今天节目一开始呢，我决定带我们现场的观众做一个很简短的小测试。我们先把右腿跪到小凳子上，膝盖附近放松，伸出右手，要找到我们这个手掌掌根的部位。好，按住我的"波棱盖"，就是膝盖会动的那个部分，用点劲，有没有疼的？

田华：实际上如果大家去医院看过关节的话，它是医生最常做的一种检查方式。这个重点呢，就是大腿要放松。想确定姿势、动作是不是标准，就看这个髌骨能不能活动。如果能活动，则说明肌肉放松了；如果说这个肌肉髌骨绷着劲，动不了，那就没法查了。

刘婧：好。大家都给自己检查一下，看看这个膝盖的髌骨，也就是我们说的"波棱盖"，往下按的时候，在放松状态下疼不疼？如果疼，那到底是什么原因会疼？疼了会怎么样呢？

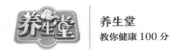
髌骨和软骨

髌骨是我们膝关节最容易发生关节炎的部位之一。

正常情况下，髌骨表面，包括下面这个大骨头表面，有非常光滑的一层软骨，在活动的时候，它非常灵活。如果这个软骨已经发生了磨损，或者受了损伤，你再把这个压力往下压的时候，就会不舒服，会出现酸胀疼痛。一般这种疼痛都不是刺痛，而是酸胀难受的感觉。如果检查时有疼痛的话，说明你的髌骨有问题了。

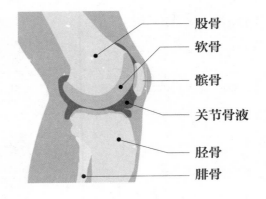

- 股骨
- 软骨
- 髌骨
- 关节骨液
- 胫骨
- 腓骨

关节表面的软骨，男性的平均厚度为 3 毫米，女性的平均厚度为 2.7 毫米。人体发育停止以后，比如说十七八岁发育停止，这个软骨的厚度就不会再增厚了。那么意味着我们这一生，这七八十年的时间，都在磨损这点软骨的厚度。所以说，这个软骨一旦出现了磨损，它没法再生，用完就完了。大家一定要注意保护好这个关节的软骨。

警惕"关节鼠"

有的人走路的时候，突然关节"咔"一下；或者本来坐着要站起来时，也会"咔"一下。这时需要晃一晃，等这个"咔"过去了，再走路或站起来。这种情况我们叫"关节鼠"，又叫游离体。因为它到处跑来跑去，就像老鼠一样。如果说这个"关节鼠"跑到了关节间隙，关节就卡住了，动不了了，自己稍微活动一下，它又跑出来了，关节又活动自如了。

"关节鼠"有的大，有的小，小的可能跟米粒一样大。"关节鼠"表面是有软骨的，它不参与关节活动。"关节鼠"的软骨跟关节面的软骨差不多。

如果有"咔"的表现，经 X 射线一检查，发现有"关节鼠"，那就只能做手术了。因为它在里面来回地跑，你要不取出来，它会把你的软骨硌坏，容易加重软骨的损伤。如果说因为偶尔查体，一照片子发现了"关节鼠"，但平时没有表现，可以让它待在里面，先不用管它。

膝关节发出的求救信号

我们膝关节的求救危险信号有很多种。最常见的信号一般是僵硬，感觉活动不灵活；第二个是疼痛，也是常见的一种类型；第三个是肿胀，比如关节肿了，可以看到关节积水了；第四个就是"咔"的表现。所以说，僵硬、疼痛、肿胀、关节卡，一般认为是膝关节出现问题的提示信号。

比如关节已经出现病损，软骨已经磨薄，甚至旁边出现了骨质增生，长骨刺了，那关节的灵活性就变差了。关节灵活性变差，就可能有僵硬的感觉。还有天气变冷时，因为关节局部肌肉比较少，像皮包骨头，韧带、关节囊血液循环一少，其本身的弹性就降低了，也会出现僵硬的感觉。所以说，僵硬发生在疼痛之前。

一般早期都不会特别疼，通常表现为坐的时间长了，一站起来，关节可能有点疼痛，稍微活动活动就好多了。还有上下台阶、爬山时会出现疼痛，平地走又不疼了。

三种腿型最容易患膝关节炎

如果身体形态有过度不正常的话，它可以导致膝关节的某些部位受力不均匀，可能会导致继发的一些病变。

典型的 O 型腿。两边膝盖之间的距离远，这样膝盖里面的受力就会多一些，可能里面就会慢慢发生磨损。

X 型腿。这种腿型会使外面的受力多一些。久而久之就会发现，外面的关节面有磨损，患者可能表现为关节间隙的外侧比较疼。

髌骨半脱位。这样的人其实非常多，尤其是女性，100 个人当中有 7 ~ 8 个人髌骨可能是有点偏外的。正常情况下，髌骨应该落到槽里头，如果说它往外跑的话，那就意味着这个骨头一边压迫得重，一边压迫得轻。轻的这边会慢慢退化，重的这边会慢慢磨损，所以也会导致膝盖前方疼，尤其是在上下楼，或者是爬山、蹲起的时候。

膝关节炎的主要临床表现

1.发病缓慢，多见于中老年肥胖女性，往往有劳累史。

2.膝关节活动时疼痛加重，其特点是初起疼痛为阵发性，后为持续性，劳累及夜间更甚，上下楼梯疼痛明显。

3.膝关节活动受限，甚则跛行。极少数患者可出现交锁现象或膝关节积液。

4.关节活动时可有弹响、磨擦音，部分患者关节肿胀，日久可见关节畸形。

养生自修堂

膝关节炎多发于中老年人，是引起老年人腿疼的主要原因。另外，体重过重、不正确的走路姿势、长时间下蹲、膝关节的受凉受寒等也是导致膝关节炎的原因。多数膝关节炎患者初期症状较轻，若不接受治疗，病情会逐渐加重。

预防膝关节炎还是要从日常生活中做起，避免长时间处于一种姿势，更不要盲目地反复屈伸膝关节、揉按髌骨；注意防寒湿，保暖，避免膝关节过度劳累；尽量减少上下台阶等使膝关节屈曲负重的运动，以减少关节软骨的磨损。

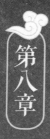

第八章

做幸福男女，
大胆说出你的难言之隐

近年来，由于环境污染、食品安全问题、不良饮食习惯、工作压力等，男科及妇科疾病发病率呈逐年上升趋势。男性前列腺肥大患者，50 岁以上发病率为 50%，超过 80 岁的话，发病率可达到 80%。女性方面，我国宫颈癌发病率占全球宫颈癌发病率的 14%，每天约有 93 位中国女性死于宫颈癌；乳腺癌居女性恶性肿瘤的第一位，有 84% 的乳腺癌患者，由于不重视乳房问题的早期检查和治疗，被检查出乳腺癌后已经到了中晚期，错过了最佳治疗时机。

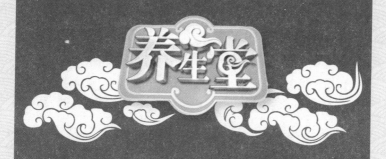

你是前列腺增生"后备军"吗

郭应禄 | 我国泌尿外科和男科学科带头人，中国工程院院士。
辛钟成 | 北京大学医院男科中心副主任。

前列腺是男性生殖系统中一个重要的器官，但前列腺增生的发病率却很高，50 岁以上男性患者发病率为 50%，超过 80 岁的话，发病率为 80% 左右，严重者甚至会导致前列腺癌。因此，男性朋友们要及早了解保护前列腺的相关知识，预防前列腺疾病的发生。

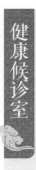

健康候诊室

悦悦：尿液可以说是我们身体当中流淌的水，我们都知道，任何一个水利工程都需要一个枢纽，那么在我们的身体当中，这个枢纽是什么呢？

郭应禄：它就是前列腺。为什么是前列腺呢？你看前列腺，尿这一股水要通过那走，人体的精液是流体，也要经过那，所以叫它枢纽。

悦悦：很多人都在说，前列腺它到底长得什么样子呢？

郭应禄：它像咱们吃的栗子，但是这个栗子的尖朝下，底朝上。随着年龄的增长，它就会长大。所以长大以后就有可能堵上尿道的出口，这就叫前列腺增生，这个上边要是长了瘤子，就叫前列腺癌。

悦悦：这个问题比较集中的表现会在什么时候呢？

辛钟成：从 40 岁开始，一直到 70 多岁，到 79 岁到达一个高峰。

悦悦：为什么有这么多人都会受这个问题的困扰，跟这个前列腺自身的结构有没有关系呢？我们又该如何保护我们这个枢纽呢？

前列腺是什么

前列腺是男性生殖系统中的重要器官之一。前列腺呈倒置的栗子状，正常前列腺大小像栗子一般大小，重量为 20 克左右，位于膀胱出口，尿道起始部。中央有尿道穿过，因此是排尿的通道，而且其连接输精管的射精管开口，精液通过前列腺射精管开口射出，经尿道排出体外。

前列腺是尿道和输精管的一个枢纽，它增生以后有两种症状：一个是排尿刺激症状。排尿刺激症状是什么？前列腺增生的人会出现夜间尿频的症状，特别是老年人，一般夜尿 1 ~ 2 次，也有的要夜尿 3 ~ 4 次，会有尿排不净感。另外，尿线变细，尿滴答。排完尿以后还想去，总觉得膀胱里边有尿的感觉。还有一种是梗阻症状，一排尿就间断，等一会再上，肚子要很使劲才能排尿，排完了还会漏尿。

大多数前列腺增生患者因为症状不明显，所以不需要特殊治疗，但有并发症时必须进行治疗，因为有的会反复出现泌尿系感染，有尿失禁、排尿困难等症状。个别人因为形成结石，一刺激膀胱壁就出现血尿，而且里面会有炎症。主要的并发症是尿潴留，如果前列腺增生以后，慢性尿潴留会导致排尿不净，加上输尿管扩张，肾盂也扩张，严重者会引起肾功能衰竭、尿毒症。

另外，每天早上的尿通过输尿管、膀胱排出来，前列腺增生以后，排尿完全排不净，就会有残余尿。急性尿潴留时，膀胱里面充盈着尿液，膀胱膨胀到原来的好几倍，甚至会引起肾盂积水，这时候必须及时治疗。

老年人夜间尿频，谁在"作怪"

夜间尿频的原因，一种是前列腺增生，刺激膀胱出口而使人想去夜尿。还有一个原因是老年人的肾脏浓缩功能不好了，实际上是尿量多了。正常人的尿量应该是白天多，但是有的人夜里的尿量却比白天还多，那时候就不是前列腺增生了。

关于老年人的夜间尿频得好好分析，到底是前列腺增生造成的，还是肾功能不好造成的。有一个规律就是，60 岁以上的人，夜尿 1 次不算异常，70 岁以上者夜尿 2 次或者 80 岁以上者夜尿 3 次，都不算是前列腺增生。因为年龄越大，肾动脉硬化，肾脏的功能多少会有点损伤，所以并不是说夜尿多了就是前列腺增生。

前列腺增生时做什么检查

临床上，泌尿外科医生对于前列腺增生的检查有肛门指诊。用手指进行肛门指诊可以摸到这个前列腺，一是看前列腺的大小、硬度，正常前列腺都是中等硬度，前列腺增生者比较硬，前列腺癌患者甚至像石头一样硬，感觉不一样。另外，还要注意摸结节和检查膀胱括约肌张力。所以这个检查很重要。

同时，建议做一个超声波检查。超声波检查可以看前列腺的大小、结构，如果是密度很均匀地增长，可能是良性；如果是低密度，血流速度有改变，就可能提示是肿瘤。所以，简单的超声波检查也是很有必要的前列腺检查。

诱发前列腺增生的原因

前列腺增生症旧称前列腺肥大，是老年男子常见疾病之一，为前列腺的一种良性病变。以两侧叶和中叶增生最为明显，突入膀胱或尿道内，压迫膀胱颈部或尿道，引起下尿路梗阻。下面就可能诱发前列腺增生的原因进行一下具体的介绍。

1.不注意饮食。喜欢吃辛辣、油腻食物，同时吸烟、喝酒的人更容易患前列腺增生，因为辛辣、油腻食物和酒类对前列腺及尿道有刺激作用，可引起不适或血管扩张，致使前列腺出现充血、水肿等症状，从而降低前列腺的抵抗力。

2.缺少激素。按照常规来讲，睾丸产生雄、雌两种激素，但雄性激素较多，雌激素较少，两者达到一定的比例就是正常。而前列腺增生则是因为睾丸逐渐萎缩，雄激素分泌减少，从而导致前列腺对雌激素更敏感造成的。

3. 性生活放纵。性生活过度会导致性器官充血，前列腺也会因为持久充血而增大，过度持续充血会加大患前列腺增生的风险。

4. 没有良好的排便习惯。有的人习惯憋小便，这是一种很不好的习惯，经常憋尿会使尿液的毒素沉积，会直接伤害前列腺，导致相关前列腺疾病。

5. 缺乏锻炼、经常久坐。缺乏锻炼的人容易动脉粥样硬化，从而使前列腺局部血液循环受阻；经常久坐则会使上半身的重量很大一部分压迫在前列腺上，致使血液循环不畅，从而不利于前列腺液排泄，会增加患前列腺增生的概率。

6. 内分泌失调。随着年龄的增长，性激素分泌的失衡，多余的雄激素和胆固醇会堆积在前列腺内，这是造成前列腺增生的主要原因。

养生自修堂

前列腺疾病患者饮食应以清淡、易消化为原则，多吃蔬菜水果，少食辛辣刺激之品，少饮酒或戒酒，以减少前列腺充血的机会。切忌长时间憋尿，以免损害逼尿肌功能。尽可能少骑自行车，减少对前列腺部位的压迫，以免加重病情。及时治疗泌尿生殖系统感染，积极预防尿潴留的发生。对于性生活，既不纵欲，亦不禁欲，可据年龄和健康状况而定。应保持心情舒畅，避免忧思恼怒，切忌过度劳累。适度进行体育活动，有助于增强机体抵抗力，并可改善前列腺局部的血液循环。

男人一"腺"生机
要把握

王琦 | 北京中医药大学教授，博士生导师。

前列腺增生是一种发病率很高的疾病，最大的表现就是排尿障碍，如排尿不畅，有尿意时不一定就能立刻尿出来（启动慢），尿线细，尿分叉，尿中断，尿程短，尿无力，尿滴沥等。前列腺增生有一个高发的年龄段，一般在 50 岁以上。50 岁以前出现排尿不畅，一般不考虑是前列腺增生。

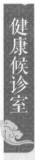

健康候诊室

悦悦：今天我们讨论的这个话题是前列腺增生，我们先请王琦教授给大家介绍一下，前列腺增生是怎么回事。

王琦：前列腺增生，过去叫它前列腺肥大。因为前列腺本来是栗子体积的大小，然后增生了，变成鸡蛋大了。到了一定的时候，前列腺增生的程度很大了，它就会影响膀胱、尿路口。

悦悦：它会挤压临近的器官。

王琦：对，会挤压排尿器官。因此，我们把前列腺增生看成是一个老年人的退行性疾病。

悦悦：退行性疾病，就是说随着年龄增长，逐步地会发生这种病，因为人的机体组织在不断地退化。

◆ 前列腺患者典型症状

排尿不畅可以说是前列腺患者的典型症状之一。这个不畅说起来很简单，其实对患者困扰很大。首先是排尿的时候有困难，启动慢，就是有尿意的时候想尿。可是到厕所排尿时，要经过很长时间才开始排尿。

这就是一个排尿困难的问题。排尿困难的问题发展到第二步，就是尿线细，尿的时候不是像正常人一样，"呼"一下子排出去。而是尿线细，还伴随尿分岔，这是腹部压力不够所导致的。岔开之后再发展会怎么样呢？就是

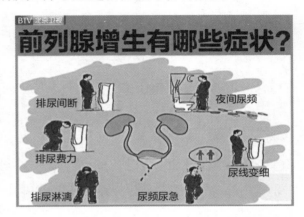

尿中断，尿一会儿，停一会儿，然后需再用力才能再排出来，尿中断然后会怎么样呢？接着就是尿无力，没有力气，尿程短，射程短。比如说，一般排尿一下可以尿很远，但前列腺患者不是，他只能嘀嗒嘀嗒，不能尿很远。等到提裤子的时候，尿还收不完，然后嘀嗒嘀嗒一会儿，一不小心就会把裤子弄湿了。就是该结束的时候没结束。

我们在写病历的时候叫尿滴沥。有一个很简单的判断方法，就是你排尿的时候，是哗啦哗啦还是滴滴答答，哗哗啦啦是很好的事情，滴滴答答就不行。这个诊断指征非常关键，分析非常透彻，大家一定要记住。

◆ 前列腺患者如何治疗

临床上，治疗前列腺增生，我有自己的一套方法。老年性退行性病变的患者第一要注意补肾，这时候不能一味地利尿，要补肾气。第二要活血化淤，中医认为，增生的部分就是淤结的问题，有淤结，就要活血化淤。第三要行气，膀胱里的气鼓在里面，尿不出来，要促进膀胱气化功能。最

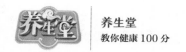
后才需要用到利尿的方法。

关元穴是人体的一个重要穴位，按摩关元穴有助于膀胱的气化，对前列腺增生有一定的辅助治疗作用。除了按摩，也可以采用热敷的办法。热敷有两种方法，一种是用热水袋，另一种是用盐。具体的方法是，食盐（大粒盐）500克，切碎的生葱（葱白）250克，两者一起炒热，装入厚布袋里，热敷腹部，每天睡前热敷一次。

前列腺患者食疗有讲究

前列腺的自我养护，也可以从食疗出发，希望男士们每天能够进食一点西红柿。西红柿里面富含番茄红素，这种物质有抗氧化功效，对前列腺有非常好的保护作用，所以有人把它誉为"前列腺保护伞"。

美国的一个实验研究中心做过这个实验，每个男性每天能够吃3份西红柿，加上1份西蓝花，还有包心菜等，可以较好地预防前列腺增生。建议女同志回家以后，可以经常给家里的爱人准备一下。

养生自修堂

治疗前列腺增生小妙方

垂杨柳的嫩根500克，加水500毫升煎煮30分钟，不宜久煎，每天喝2次，坚持1~2个星期，每次喝完轻微发汗，尿就通畅了。一定要取新鲜的垂杨柳。注意：腹泻的人不能喝。

别让宫颈癌
影响了你的女人味

王建六 ｜ 北京大学人民医院妇产科主任。

　　2013 年研究数据显示，中国宫颈癌发病率占全球宫颈癌年度发病率的 14%，而死亡率是全球宫颈癌年度死亡率的 12%，每年死亡的病例约34000 例，是 15 ～ 44 岁女性群体的第六大死亡原因。平均每天约有 93 位中国女性死于宫颈癌。打响宫颈癌的防卫战刻不容缓，学习相关宫颈癌的防治知识是我们每一位女性的必修课。

健康候诊室

刘婧： 如果这个梨代表我体内的一个脏器，会是哪个脏器呢？

观众：子宫吧。

刘婧：子宫？为什么说梨是子宫呢？

观众：形状像。

刘婧：形状像，这子宫在肚子里，你怎么知道它长得像梨啊？

观众：我感觉是。

刘婧：好。今天我们要跟大家聊一聊关于女性健康的那点事。

如果子宫出了问题怎么办，如何做才能保证我们身体的健康呢？

子宫的保护伞——宫颈

　　子宫就像一个倒着的梨，上面比较粗大的部分叫子宫体，下边稍微细的部分叫宫颈，子宫体加宫颈就构成了一个完整的子宫。子宫是我们女性非常重要的一个生殖器官，是孕育子女的重要场所。子宫通过阴道与外界相连，因此更容易受到外界细菌病毒的影响，从而出现各种各样的疾病，如炎症、损伤、肿瘤以及癌前病变等，都是女性最常见的病症。

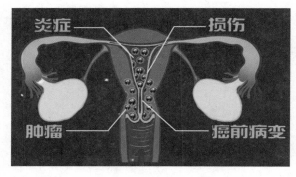

阴道里边有正常细菌存在，但是怎么样才能够阻挡这些细菌进入子宫腔呢？完全靠宫颈。宫颈比较狭小，宫颈管通常是闭合的状态，宫颈管黏膜还会分泌一些黏液，形成黏液栓，把整个宫颈堵塞，阴道里面的细菌就无法上行到宫腔，也不能通过输卵管引起附件炎。

所以我们说，宫颈是子宫防御功能的一个重要部位。一旦宫颈这道天然的屏障发生了癌变，治愈的可能性就相对较低了。宫颈癌是常见的妇科恶性肿瘤，它容易在早期发现，如果经过规范治疗的话，大部分早期宫颈癌患者是能够治好的。

宫颈癌这么可怕，该怎么警惕

这里举一个病例，这个患者40岁，患有宫颈癌，我们准备安排她第二天手术，就是子宫的广泛切除和淋巴结的切除术，这是宫颈癌的标准手术方式。前一天我在手术台上的时候，病房医生给我打电话说该患者不愿意切除子宫。之后我回到病房跟这个患者谈，我跟她说如果不切除子宫会影响她的生命。她说她视子宫如生命，子宫要与其同在。后来什么思想工作都做了，她还是不愿意接受手术，而是果断出院了。2个月后，她由于不规则阴道流血，又到门诊找我看，此时她宫颈上的癌灶长大了。这次她说不要求保留子宫了。可惜那时她已经失去手术的最佳时机，如果当初早点进行规范治疗的话，她是能够取得一个比较好的预后的。

目前在国内外，我们通用的宫颈检查手段叫宫颈病变筛查三阶梯方案，即分三步走。第一步是到医院做一个妇科检查，从宫颈上取一点细胞做化验；如果宫颈表面的细胞有问题，如细胞形态和正常的不一样，则进入第二步，在阴道镜下进行检查；如果阴道镜看到宫颈有可疑的病变部位，就要进行第三步，在阴道镜的指导下，把可疑病变部位的宫颈组织用活检钳取一点再化验。通过这三步，一般来讲，90%以上的宫颈病变都能诊断出来。

早发现，早治疗，重新过上健康生活

宫颈癌是人体最常见的肿瘤之一，不但在女性生殖器官肿瘤中占首位，而且是女性各种恶性肿瘤中最多见的一种，我国发病年龄以 40～50 岁为最多，60～70 岁又有一个高峰出现，20 岁以前比较少见。

早期症状为阴道接触性出血和阴道排液。根据病灶侵犯范围可出现继发性症状，病灶波及盆腔结缔组织、骨盆壁，压迫输尿管或直肠、坐骨神经时，常出现尿频、尿急、肛门坠胀、大便秘结、里急后重、下肢肿痛等，严重时可导致输尿管梗阻，肾盂积水，最后引起尿毒症。到了疾病末期，患者可出现消瘦、贫血、发热及全身衰竭。

宫颈癌虽然危险，但是它也有自己的"软肋"，所以需要早期发现、早期治疗。从早期的炎症发展到恶性的癌变需要 6～8 年时间，如果好好把握住这段时间，现代医学手段完全可以把癌变检查出来，并及时采取相应的措施，保证女性重新过上健康的生活。根据研究显示，宫颈癌最开始的一期状态，治愈率可以达到 80%～90%，二期时是 60%～70%，进入三期还能有 40%～50%，但发展到四期就只有 10% 了。所以，定期检查、及时治疗是非常重要的。

很多女性总觉得"我吃得多，睡得香，能有什么大毛病"。其实不然，宫颈癌在早期几乎没有身体上不适的感觉，但到有不规则出血的情况出现时，一般已到宫颈癌的二期了，危险性增大了很多。所以，女性朋友需要每年做一次妇科体检，尽早发现癌变，为治疗争取时间。

养生自修堂

宫颈癌的典型症状

宫颈癌最典型、最常见的症状就是接触性出血，即性生活后出现的阴道流血，一旦发现应立即就医。第二就是阴道不规则出血。什么叫不规则出血呢？就是这两天有少量阴道出血，过两天没有了，过几天又出血了，没有任何规律，它和月经完全不同。如果发现了这种症状，也应及时就医。第三点就是阴道分泌物改变，白带增多，甚至出现水样、血性、血水样的白带。有些女性可能没有性生活，或者没有出血，但是经常白带增多，还有异味，有时候呈水样，有时候呈血水样。出现这种情况的话，一定要到医院检查，排除宫颈问题。

BTV 北京卫视

需要警惕的宫颈癌早期症状

1. 出现接触性出血，主要为同房后出血。
2. 阴道不规则出血，出血时间和出血量均没有规律。
3. 阴道排液，白带增多，并且有异味。

关爱乳房，
学会给乳房"看病"

李惠平 ┃ 北京大学肿瘤医院乳腺肿瘤内科主任。

全世界每年约有 120 万妇女患乳腺癌，有 50 万妇女死于乳腺癌。据我国 2012 年公布的数据显示，全国肿瘤登记地区乳腺癌发病率居女性恶性肿瘤的第一位。数据还显示，有 84% 的乳腺癌患者，由于不重视乳腺癌的早期检查和治疗，被检查出乳腺癌后已经到了中晚期，而这个数据在美国仅为 15%。乳腺癌严重危害女性健康，如何才能远离乳腺癌呢？

健康候诊室

刘婧：大家都认识这对夫妻俩，大帅哥布拉德·皮特，号称全球最性感的男人之一，大美女安吉丽娜·朱莉，是好莱坞著名影星、性感女神。在我们心目中，他们俩都是叱咤好莱坞影坛的大明星。朱莉于 2013 年在医院做了双侧乳腺的切除，为了降低发生乳腺癌的风险。但因为家族病史的原因，她对自己仍没有太多信心。她认为自己做手术只是稍微延长生命，再久也活不过 45 岁。乳腺癌真的会让一位巨星的生命止步 45 岁吗？我们又该如何远离乳腺癌呢？

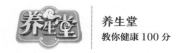
预防乳腺癌，该做什么功课

正常情况下，乳腺位于胸部，第二到第六肋之间，基本上在胸骨旁截止，到侧面是腋前腺。乳房是由一系列的乳腺导管，比如泌乳管、淋巴管和血管组成的，还有一些结缔组织，剩余的就是脂肪。那么，朱莉应该摘除的是这些所有的腺体，因为这些腺体发生乳腺癌的概率最大。

作为"集万千宠爱于一身"的女生，预防乳腺癌是每天必做的功课。

1.每天穿内衣的时间要少于12小时。在家休息时就尽量换下内衣放松一下，内衣长时间勒着胸部，会很难受，血液循环还会变差，使有害物质难排出，容易得病。

2.很多女生爱吃蛋糕、巧克力等甜食，但要有节制，吃多了会胖，身上脂肪变多，使雌激素含量上升，会增加乳腺癌的患病率。

3.乳腺癌早期发现的治愈率达95%，而晚期治愈率不到10%，尤其是有乳腺癌家族史的女性，乳腺癌患病率比普通人高20%。坚持每年体检，早预防、早发现、早治疗，是最好的方法。

可是现在很多阿姨退休了，很少出去，一般在家里就不穿内衣了，那是不是不穿内衣比穿内衣好呢？

我认为还是要适当穿内衣，因为它对乳房起着承托作用。尤其有的女性，比如年龄大了，体重也增加了，但她的乳房还是挺大的，这时候你穿内衣把它承托以后，可以帮助血液畅通，实际上也是不错的。

温馨提示

如何正确选择内衣

要选择舒适而且弹性好的内衣，如果弹性不好、不舒适，它会挤压乳腺，导致淋巴管不通畅、血管不通畅、导管不通畅，从而引发各种问题。特别是女性生气过后，大多数女性都会觉得乳房很胀，这个压力也会压迫乳腺，所以戴一个紧的胸罩是很不利于健康的。选择舒适有弹性的内衣对女性乳腺健康至关重要。

注意小细节，才有大健康

内衣的选择对于乳腺健康至关重要，除此以外，还有哪些生活中的小细节可以让你远离乳腺癌呢？

1.平时避免高蛋白、高热量饮食，否则易造成体重增加，增加乳腺癌的发病率。女性朋友应该注意吃得清淡一些，但并不是主张不吃肉、不吃蛋、不喝奶，肉蛋奶还是要均衡摄入的，加上蔬菜水果，使体重保持在适当的范围内是非常重要的。从饮食上多加注意，可以减少乳腺癌的发生。

2.要忌酒。如果每天喝酒，或者一周酗酒 1 ~ 2 次，这对人体非常不好，也会增加乳腺癌的发生，要特别小心。

3.更年期综合征。有些更年期综合征的女性需要做雌激素的替代治疗，有些人忍受不了，所以出现烦躁、出汗、潮热，若情绪没有及时调适疏导，就会增加乳腺癌发生的风险，这个也要非常注意。

4.坚持运动，也能减少乳腺癌的发生。平均每周保证做 4 小时的有氧运动，可以有效减少乳腺癌发生。

5.学会调节压力也很重要，因为压力本身是导致疾病的一个因素。

乳腺癌高危人群

乳腺癌的病因尚未完全清楚。研究发现，乳腺癌的发病存在一定的规律性，具有乳腺癌高危因素的女性更容易患乳腺癌。所谓高危因素是指与乳腺癌发病有关的各种危险因素，而大多数乳腺癌患者都具有的危险因素就称为乳腺癌的高危因素。

乳腺癌的早期发现、早期诊断，是提高疗效的关键。当前来说，行切除手术是处理乳腺癌最主要的办法，比较适合早期和癌细胞未转移的患者。放疗主要是为了解决术后复发而进行的局部性手术，化疗是一种全身心的辅助治疗，而内分泌治疗则适用于不宜手术的患者。每种治疗方法都有自己的特点，医生会根据患者的病情进行综合处理。

以下几类女士更容易受到乳腺癌的困扰，应及时做好筛查和预防工作，将癌症拒之门外：

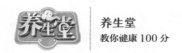

1. 家族中有患乳腺癌的女性，尤其是妈妈和至亲姐妹有患乳腺癌的。

2. 30 岁以上仍未生育、40 岁之前没有哺乳过的女性。

3. 12 岁前月经初潮或 55 岁仍未绝经的女性。

4. 饮食结构以高热量、高脂肪、高糖分食物为主，或体脂比例过高的女性。

5. 从事的工作会经常接触到放射源的女性。

6. 没有运动习惯，经常熬夜、抽烟、喝酒的女性。

7. 本身患有其他可转移至乳腺的癌症，如子宫癌、淋巴癌等。

建议女性朋友了解一些乳腺疾病的科普知识，掌握乳腺自我检查方法，养成定期乳腺自查习惯，积极参加乳腺癌筛查，防患于未然。

养生自修堂

乳腺癌不是一个人的事

其实，乳腺癌不是一个人的事，如果男性多关爱一下女性的话，乳腺癌就会发现得早一点。他可能发现她的乳房有一个肿块，就会立刻让她去医院检查。有的女性自己发现了肿块，或是碍于面子，羞于去医院检查，任由肿块越来越大。我经常跟我的患者讲一句话：你把肿块养到这么大了才来就诊，但你又希望一下就把它消掉，这个难度太大了。

"胸"险就在身边，
怎样尽早发现

徐兵河 ｜ 中国医学科学院肿瘤医院内科副主任，主任医师、教授。

　　我国乳腺癌的发病率占全部女性恶性肿瘤的 17.5%，是发病率最高的肿瘤疾病。但乳腺癌并不是无迹可寻，我们要学会做自己的乳房医生，了解乳腺癌的相关知识，呵护自己的乳房，学会自检，及时发现，及早治疗，乳腺癌就不会成为危害健康的杀手。

健康候诊室

　　悦悦：男人为什么要长乳房，因为对称，为了美观好像算不上。那是为了什么呢？

　　徐兵河：我们可以给几个选项。

　　悦悦：我们来看一下。A 选项太幽默了，A 选项说是为了区分正反面。B 选项为了表示男女平等，在乳房上表示有点奇怪。C 选项，在很久很久以前，男人也可以哺育后代。D 选项，怀孕初期男女都一样。这个怀孕初期是什么意思啊？

　　徐兵河：就是胚胎期，其实胚胎期是不分男女的。

　　悦悦：也就是说准妈妈们怀孕，最初的几周去照 B 超是没有意义的，至少在判断性别方面是没有帮助的，看不出来，男女都一样。那为什么男人也要长乳房呢，因为是标准配置，都得有。但是到后期发育的过程当中，因为男女承担的职责不一样，显然女性的乳房比男性的乳房有更大更多的意义，这话没错吧。

　　徐兵河：这话没错，非常对。男性的乳房这时候并没有特别的

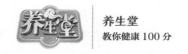
功能，而女性乳房有哺乳作用，养育后代，非常重要。

悦悦：是的。但是既然男女都有乳房，那么也就意味着男女都有乳腺，男性也会得乳腺癌，只不过男性患乳腺癌的概率会低一些。那么生活当中哪些因素会影响到乳腺呢？

隐匿的乳腺癌，要怎么发现

对于乳腺来说，最大的一个危机就是乳腺癌。它到底会给我们身体造成什么样的伤害呢？

临床上，乳腺癌的一个表现就是橘皮征，即皮肤像橘子皮一样，这是比较晚期的乳腺癌表现。当橘皮征出现的时候，意味着这个病变的范围比较广泛，可能需要把整个乳房切除。

酒窝本来是很美好的，但是酒窝出现在胸部的时候，叫做酒窝征，是指乳房的皮肤凹进去了。其实酒窝征可能提示这个肿块长在靠近皮肤下面的地方，牵扯着皮肤，把皮肤往下扯，就引起凹陷，通常是乳腺癌的一个表现。如果侵犯了皮肤就提示偏晚期，如果没有，仅仅是牵拉症状，则要看看肿块的大小、有没有转移等。

另外就是硬块，有时候肿块是完全看不出来的。当然，肿块比较大时，大家都可以看到，而且很多融合在一起。

看到这些乳房外观的改变，大家都有一个想法：为什么要等到发生这么巨大的变化时，才想起去看医生呢？临床上，很多患者就诊时，往往都比较偏晚期了。实际上，我国的乳腺癌患者很多都是处于中晚期才来就诊的，这时就很难治了。

所以，一旦发现你的乳房有异样，最直接的就是肿块，还有乳房皮肤的一些改变，如酒窝征、橘皮征，甚至流出血性液体，这时就要警惕了，得赶紧到医院就诊，看看是不是有乳腺癌的可能性。

✂ 乳腺癌是女性健康的头号杀手

乳腺癌可以说是女性健康的头号杀手，我们来看一下乳腺癌的发病率情况。

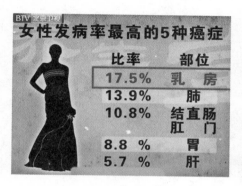

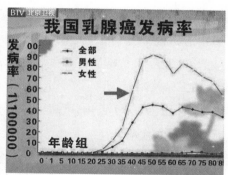

右上图是我国乳腺癌发病率的一个图表，横坐标代表年龄，纵坐标代表发病率，十万分之几。大家可以看到上面这条线是女性的一个发病率情况，底下是男性的，男性的发病率非常低，但还是有一定的男性人群会患乳腺癌。第二点我们看到的是年龄，45～50岁是一个发病的高峰，之后发病率就下降了。第三点我们可以看到，虽然50岁左右是一个发病的高峰，但是年轻人也可以得，甚至20多岁也有患乳腺癌的，所以千万不要大意。

每过一个小时，全世界就有50个女性死于乳腺癌，面对这样一个现实，我们一定要更多地去了解它。

✂ 乳腺癌早发现和晚发现区别非常大

乳腺癌，早发现能早治疗，那么早发现跟晚发现能有多大区别呢？我们来看一个图表。

由这个图表可以看出，早发现和晚发现是很不一样的，我们把乳腺癌分了几期：0期、Ⅰ期、Ⅱ期、Ⅲ期、Ⅳ期。0期就是原位癌，非常早期，往往是

BTV北京卫视

乳腺癌治疗后5年生存率	
分期	5年生存率(%)
0	100
Ⅰ	95
Ⅱ	80
Ⅲ	50
Ⅳ	15

通过检查发现，患者是摸不到的，它的治愈率可以达到100%。I期治愈率可以达到95%，II期治愈率达80%，III期治愈率达50%，IV期治愈率达15%。

大家或许会问，为什么用5年生存率来表示，是不是5年后她就不行了，只能活够5年？不是这个概念，因为很多肿瘤的复发、转移，通常都是在手术后5年之内，5年后这个风险就非常低了，所以用5年生存率来代表这个患者能够获得长期生存的一个机会。5年生存率里，越早发现，治疗效果就越好。

乳房自检，方法有讲究

要做到越早发现，乳房的自检十分重要。那么，该怎样给自己的乳房做检查呢？

一般是洗澡以后面对镜子，两手叉腰，看看乳房的外形。

1.看是不是对称，大小是不是一致，有没有一侧大一侧小，或者一侧高一侧低，轮廓有没有变化。另外，观察皮肤有没有改变。

2.把乳房托起来，进一步观察外形。观察乳房皮肤有没有酒窝征、橘皮征，另外看看乳头有没有改变，是否会流出液体，同时仔细看轮廓有没有改变。

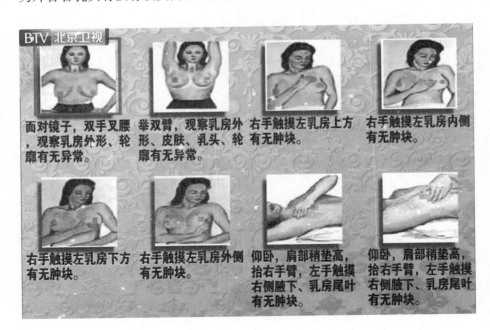

面对镜子，双手叉腰，观察乳房外形、轮廓有无异常。

举双臂，观察乳房外形、皮肤、乳头、轮廓有无异常。

右手触摸左乳房上方有无肿块。

右手触摸左乳房内侧有无肿块。

右手触摸左乳房下方有无肿块。

右手触摸左乳房外侧有无肿块。

仰卧，肩部稍垫高，抬右手臂，左手触摸右侧腋下、乳房尾叶有无肿块。

仰卧，肩部稍垫高，抬右手臂，左手触摸右侧腋下、乳房尾叶有无肿块。

3.用手检查。一般是右手检查左侧，左手检查右侧。检查的方法可以从外向内，或者从内向外，用食指、中指和无名指并拢，以指腹转动的手法来检查，即打圈式的触摸。每一个部位都要检查到，

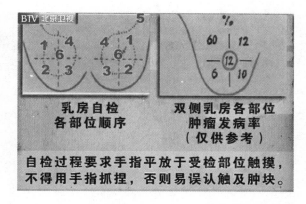

左手同样按顺时针方向进行检查，千万不能抓、捏。先从比较轻的、表浅的肿块开始，再慢慢加压，触摸深部有没有肿块，按内上、内下、外下、外上的方向进行。

检查完之后可以仰卧，把肩膀稍微抬高一点，也可以垫一个枕头，同时把右手臂举起来，往后举，把腋窝充分暴露出来，用左手触摸右侧腋下，检查乳腺尾叶有没有肿块，就是靠近腋窝的一部分。

最后别忘了要检查一下乳头周围这个中央区。

乳房自检的各部位的顺序，都是按照顺时针方向来检查的。我们知道，不同部位的乳腺癌，发病率是不一样的。大家从这个图可以看到，外上部位的乳腺癌发生情况是最多的，所以一定要重点注意检测外上区域，60%的乳腺癌发生在这个部位。图中我们看到标好的序号特别小，1、2、3、4、5、6，1区域是最重要的，两个乳房的外上区域，是最容易查出来有肿块的，所以建议大家记住这些标好的数字，记住这个顺序。

乳房自检，也要挑时间

自检的时间也是非常重要的，不能在月经来临的时候自检，这时往往不准。一般在两次月经之间，比如月经后1周自检。

自检可以发现一部分乳腺癌，但你毕竟不是专业人士，往往可能会漏诊，甚至自检出问题时，会自己吓自己，无形中增加了很多心理压力。你一旦怀疑有异常，就要到医院检查确诊。

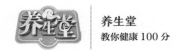

定期专业体检同样重要

除了自检以外，一定要定期请专业的医生来给你体检，同时做一些必要的检查，比如 B 超检查、X 线检查。有一些问题是你自己发现不了的，比如说钙化。钙化在 X 线中是个亮点，实际上这周围是乳腺癌，通过 X 线才能发现，你是摸不到的，一旦 X 线检查有一个细沙一样的钙化亮点，通常是乳腺癌的一个表现。

一般我们建议，40 岁以前要做乳腺 B 超检查，40 岁以后通常以 X 线检查为主，必要时配合 B 超检查。所以，通过自检、临床的体检和一些必要的 X 线、B 超检查，通常能够早期发现乳腺癌。

国外建议 40 岁以上的女性每年都要做一次钼靶 X 线检查，所以在国外发现的乳腺癌都非常早期，I 期在国外发现率是 80%，而我们国家只有 20% 左右。因此，40 岁以上的女性最好每年到医院做一次体检和 X 线检查。

养生自修堂

早发现还要正确治疗

40 岁之前的女性，我们一般不建议做钼靶 X 线检查，但是如果有家族史，那可能 30 岁开始就要每年做一次检查。即使能够早期发现，也必须及时、正确治疗，这也是非常重要的，不是说早期发现就一定能治好，早期发现还要早期正确治疗。